谨以此书献给我们敬爱的导师李立明教授

李立明教授
学术思想和科研轨迹

主　编　吕　筠

编　委　（以姓名汉语拼音为序）

樊萌语（北京大学公共卫生学院）

郭　杰（北京大学公共卫生学院）

李浩鑫（北京大学公共卫生学院）

李嘉琛（北京大学公共卫生学院）

廖春晓（北京大学公共卫生学院）

刘青青（北京大学公共卫生学院）

吕　筠（北京大学公共卫生学院）

孟若谷（北京大学公共卫生学院）

秦晨曦（北京大学公共卫生学院）

司佳卉（北京大学公共卫生学院）

孙晓艳（北京大学公共卫生学院）

王碧琦（北京大学公共卫生学院）

王醴湘（北京大学公共卫生学院）

郑　棒（北京大学公共卫生学院）

编写秘书　孟若谷

北京大学医学出版社

LILIMINGJIAOSHOU XUESHUSIXIANG HE KEYANGUIJI

图书在版编目（CIP）数据

李立明教授学术思想和科研轨迹 / 吕筠主编 . —北京：
北京大学医学出版社，2016. 8

ISBN 978-7-5659-1432-4

Ⅰ . ①李… Ⅱ . ①吕… Ⅲ . ①公共卫生学 - 文集
Ⅳ . ① R1-53

中国版本图书馆 CIP 数据核字（2016）第 172051 号

李立明教授学术思想和科研轨迹

主　　编：	吕　筠
出版发行：	北京大学医学出版社
地　　址：	（100191）北京市海淀区学院路 38 号　北京大学医学部院内
电　　话：	发行部 010-82802230；图书邮购 010-82802495
网　　址：	http：//www.pumpress.com.cn
E - m a i l：	booksale@bjmu.edu.cn
印　　刷：	中煤（北京）印务有限公司
经　　销：	新华书店
责任编辑：	赵　欣　刘云涛　　责任校对：金彤文　　责任印制：李　啸
开　　本：	880mm×1230mm　1/32　印张：6.25　插页：12
	字数：125 千字
版　　次：	2016 年 8 月第 1 版　2016 年 8 月第 1 次印刷
书　　号：	ISBN 978-7-5659-1432-4
定　　价：	39.00 元

照
片

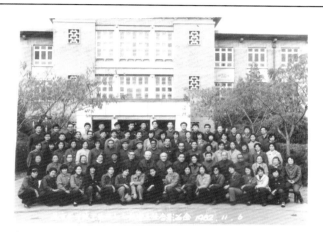

1982 年 11 月北京医学院卫生系（现北京大学医学部公共卫生学院）
77 级毕业生合影

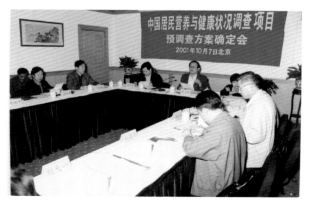

李立明教授于 2001 年 10 月在北京主持中国居民营养与健康状况调查项目
预调查方案确定会

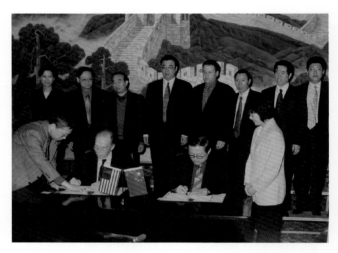

李立明教授于 **2002** 年 **1** 月在北京举办的中美疾病预防控制中心主任会谈中与时任美国疾病预防控制中心主任 **Jeffrey P. Koplan** 签订协议

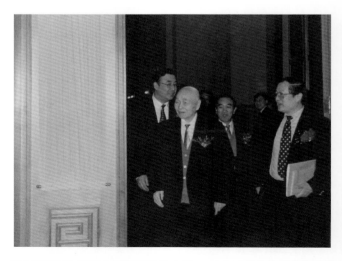

李立明教授与原卫生部部长钱信忠于 **2002** 年 **1** 月在北京参加会议

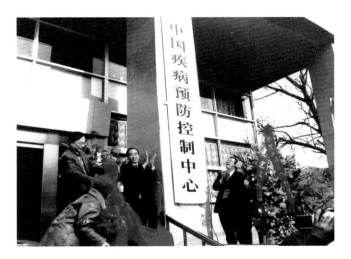

李立明教授于 **2002** 年 **1** 月参加中国疾病预防控制中心揭牌仪式

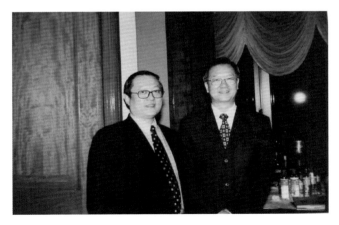

李立明教授于 **2002** 年 **11** 月与时任卫生部部长张文康合影

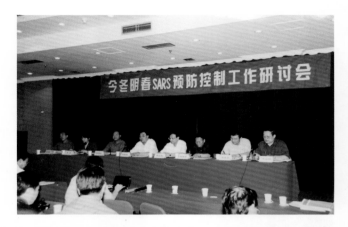

李立明教授于 **2003** 年 **6** 月在今冬明春 **SARS** 预防控制工作研讨会上
发表讲话

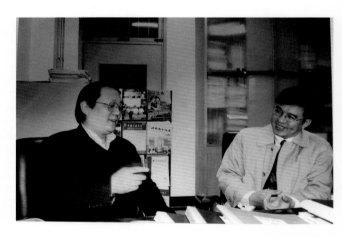

李立明教授于 **2003** 年 **11** 月接受中央电视台《新闻调查》栏目采访

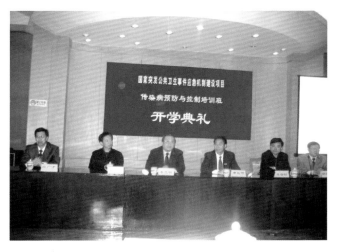

李立明教授于 2004 年出席国家突发公共卫生事件应急机制建设项目
传染病预防与控制培训班开学典礼

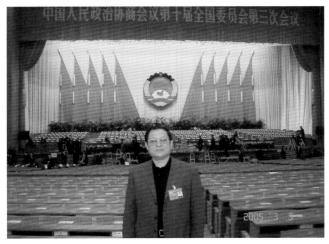

李立明教授于 2005 年参加中国人民政治协商会议第十届全国委员会

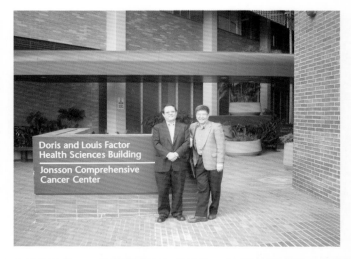

李立明教授于 2005 年前往美国加利福尼亚大学洛杉矶分校参观交流

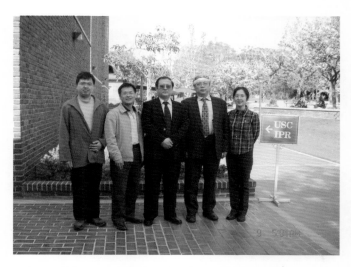

李立明教授于 2006 年前往美国南加利福尼亚大学参观交流

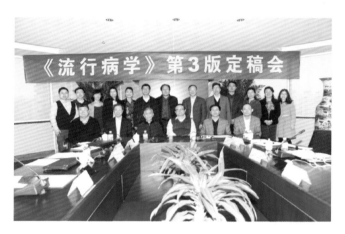

李立明教授主持《流行病学（第三版）》定稿会

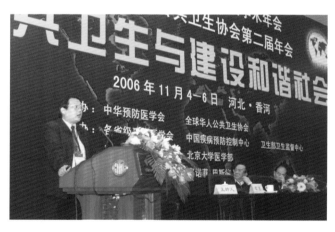

李立明教授于 2006 年 11 月在河北香河中华预防医学会第二届学术年会上讲话

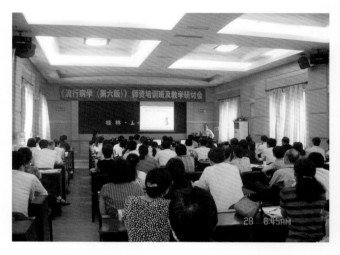

李立明教授于 2007 年在《流行病学（第六版）》师资培训班及教学讨论会上授课

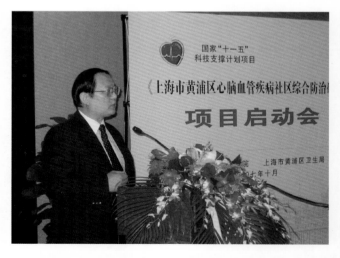

李立明教授于 2007 年在上海心脑血管疾病社区综合防治研究项目启动会上讲话

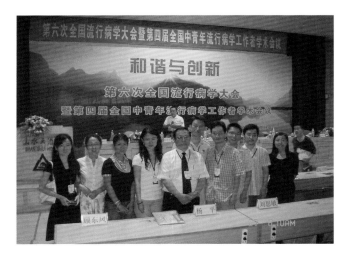

李立明教授于 2007 年参加第六次全国流行病学大会

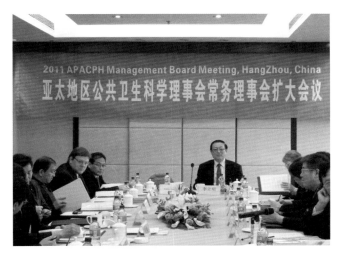

李立明教授于 2011 年在浙江杭州主持亚太地区公共卫生科学理事会
常务理事会扩大会议

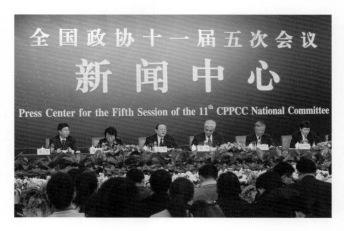

李立明教授于 2012 年接受全国政协第十一届五次会议媒体采访

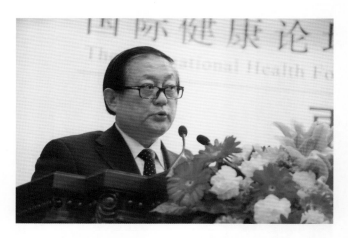

李立明教授于 2013 年在国际健康论坛上讲话

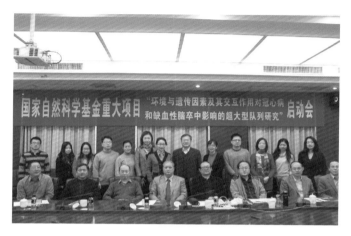

李立明教于 2013 年 12 月主持国家自然科学基金重大项目启动会

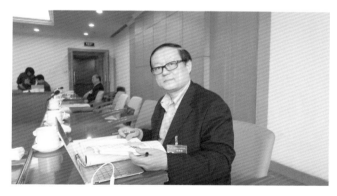

李立明教授于 2015 年参加中国人民政治协商会议第十二届全国委员会

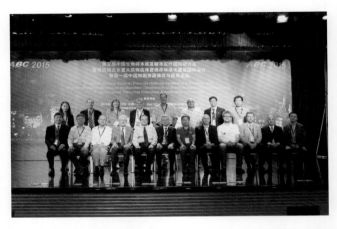

李立明教授于 2015 年参加第五届中国生物样本库及精准医疗国际研讨会

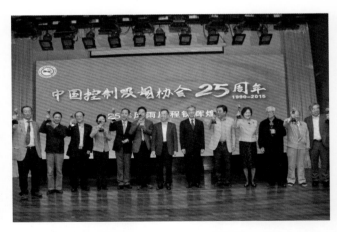

李立明教授于 2015 年参加中国控制吸烟协会 25 周年典礼

序言

　　流行病学从研究传染病起步，发展到今天，其研究领域已经扩展到慢性非传染性疾病、伤害和健康；流行病学研究方法也从描述性研究发展到有对照的分析性研究、实验性研究和理论性研究；随着与其他学科的交叉融合，流行病学已发展出很多分支学科。流行病学工作者关注一个领域、精通一两种方法就可以成为专家，纵观李立明教授三十余年的科研生涯，他对疾病、健康、伤害都有研究；普查、抽样调查、病例对照研究、队列研究、社区干预项目等各种研究方法应用自如；研究对象从宏观的人群到微观的基因组全覆盖。这本文集充分展示了一个流行病学大家的风范。

　　流行病学是公共卫生的基础学科，流行病学工作者需要密切关注公共卫生的走向，未雨绸缪，为学科的发展和健康问题的解决做好准备。李立明教授早在 20 年前就预见到我国将逐

渐步入人口老龄化社会，生活方式的改变势必导致慢性
病的流行。为此，他率先在国内开设老年保健流行病学
课程，并建立50万成人队列来应对人才培养和科学研
究面临的一系列挑战，充分展现了李立明教授非凡的洞
察力和前瞻性。

十年磨一剑！与基础研究严格控制各种实验条件不
同，流行病学面对的是异质性人群和多因素疾病，病因
研究通常需要大样本和长随访期。能否耐得住寂寞、扛
得住压力，不急功近利，踏踏实实做好基础性的人群
队列，是对流行病学工作者的考验。李立明教授带领
团队用10年的时间建成和维护了中国慢性病前瞻性研
究——一项国际领先的50万成人队列。不鸣则已，一
鸣惊人，2015—2016年，国际顶尖的四大医学期刊连续
刊出了他们的研究成果，李立明教授的坚持为中国流行病
学赢得了国际声誉，也为流行病学工作者树立了榜样。

预防胜于治疗。流行病学的最终目的是为预防疾病
和促进健康提供策略和措施。李立明教授作为中国公共
卫生事业的主要引领者，一直致力于慢性病的综合防治
实践与研究，从生态大众健康、健康建成环境这些国际
新理念的引入和倡导，到身体力行的干预实践，李立明
教授及其团队为探索有中国特色的慢性病综合防治之路

做出了巨大的贡献，是名副其实的"上医"。

"成功不必在我，而功力必不唐捐"。李立明教授用他的远见和学识，不仅培养了一个研究团队，为年青学者的成长搭建了高起点的平台，还带动了北医流行病学，乃至中国流行病学的发展。他主编的《流行病学》立体教材和参考书为一批批学子提供了丰富的知识；他甘为人梯、扶掖后辈，既保证了教材编写队伍的相对稳定，又及时补充新鲜血液，充分体现了李立明教授作为学科领头人的胸怀和人格魅力。

该文集由李立明教授的学生们整理编写，略带学术的稚嫩和理想的色彩，展现了科学家"成家"的完整过程，只有对学术研究的不断深入和对科学认识的不断积累才能修得正果。科学没有捷径，学术没有一夜成名，要仰望星空、脚踏实地，一步一个脚印地走出自己的人生轨迹。

引领风骚三十载，甲子从头又一新。衷心祝愿李立明教授桃李满天下，带领我国的流行病学工作者更上一层楼！

胡永华　詹思延

2016 年 6 月

李立明教授简介

李立明，北京大学公共卫生学院教授、博士生导师，享受国务院特殊津贴。历任北京大学校长助理、医学部副主任（2000 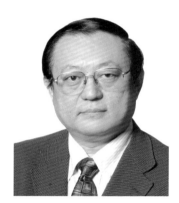 年），中国预防医学科学院院长（2000-2002年），中国疾病预防控制中心首任主任（2002-2004年），中国医学科学院／北京协和医学院副院校长（2004-2007年）、党委书记兼常务副院校长（2005-2016年）。是中共十六大代表，全国政协十届，十一届，十二届委员，教科文卫体专业委员会委员。国务院学科评议组公共卫生与预防医学组负责人。原卫生部疾控专家委员会副主任委员，慢病防治专家委员会主任委员，全国爱国卫生专家委员会副主任委员、政策法规分委会主任委员。教育部全国医学本科教育指导委员会公共卫生与预防医学专业教学指导委员会主任委员。教育部临床医学专业认证工作委员会副主任委员。中华预防医学会流行病学分会主任委员。中华医学会医学教育分会候任主任委员。担任《中华流行病学杂志》和《中国公共卫生管理杂志》主编，《中国预防医学杂志》和《中国慢性病预防与控制》杂志副主编。曾主编《流行病学》、《老年保健流行病学》和《中国公共卫生的理论与实践》等著作。提供政协提案、大会发言和政策建议 20 余项，涉及医学教育、公共卫生、疾病预防控制、医改、乡村医生培养和慢病防治、健康城市建设和控烟等。自 1986 年以来，在国内外期刊杂志上发表论文 260 余篇。是 1997 年美国 EISENHOWER 总统奖获得者，2006 年美国约翰霍普金斯大学杰出校友奖得主，2010 年当选为英国皇家医学院公共卫生学院荣誉院士（HonFFPH）。现任亚太公共卫生科学理事会选举委员会主任委员，世界卫生组织行为干预专家委员会委员，西太区慢病顾问等。

目　　录

研究领域之一

中国人口素质研究

改革开放后，我国社会经济和科学文化教育都进入了快行道。但是，要迎头赶上国际发展的大趋势，单纯依靠经济的发展是远远不够的，还必须同时具备高素质的人才。为此，在1986年，李立明教授将人口素质研究作为他职业生涯的开始。人口素质的定义为"人本身具有的认识、改造世界的条件和能力"，它包含思想道德素质、科学文化素质和身体健康素质等。思想道德素质是支配人们行为的意识状态，科学文化素质是人们认识和改造世界的能力，身体健康素质是人口质量的自然条件和基础。计划生育是我国的基本国策，在控制人口数量方面，我国取得了举世瞩目的成就，但在过去人口素质却未引起足够的重视，这对完整执行我国人口政策是不利的。李立明教授常说，一个没有强健精神和良好素质的民族是无法在无情的国际竞争中占有一席之地的。同时，残疾的预防对保障人民健康、保护人力资源、提高人口素质、推动社会主义物质文明建设和精神文明建设均具有重大意义。

李立明教授秉承公共卫生科研人员所从事的科研工作一定要针对社会需要的理念，参与了1987年全国残疾人抽样调查（简称"残调"）的后期数据分析工作，并随同中国残调代表团赴世界卫生组织（World Health Organization，WHO）首次向全世界介绍了中国残疾人的分布现状和其他相关信息。同时，在钱宇平教授（已故）的主持下李立明教授作为项目的主要承担者，参与了由国家卫生与计划生育委员会资助开展的国家"七五"攻关课题《中国人口素质现状的研究》。他研究并首次建立了我国人口素质评价的指标体系，同时还提出了人口素质影响因素的模型，使用中国人口身体素质指标和科学文化素质指标在国内首次对中国人口素质现状进行了科学、客观的分析，并针对性地提出了改善人口素质的政策性建议。

第一节 全国残疾人抽样调查

1987 年，中国进行了历史上第一次全国残疾人抽样调查，也是当时世界上规模最大的一次残疾人调查。中国有多少残疾人，一直是社会人口统计方面的一道难题。新中国成立前一直没有这方面的详细资料。新中国建立以后，从 20 世纪 60 年代开始政府主管部门一直使用 2000 万人的估计数字，而医学和社会学家们则提出了从 2000 万至 8000 万的各种推算数，同时，世界卫生组织认为，全世界有 5 亿残疾人，其中 1 亿在中国。为了得到这方面的准确数据，科学地制定和完善各项残疾人政策，有计划地发展残疾人事业，进一步提高我国人口素质，经国务院批准，由民政部、国家统计局、卫生部、国家计

划委员会、公安部、教育部、财政部、国务院第三次人口普查
领导小组、中国残疾人福利基金会和中国盲人聋哑人协会等
十个部门组成全国残疾人抽样调查领导小组实施了这次调查。

　　1987 年李立明教授在美国夏威夷大学公共卫生学院进修
流行病学，1988 年回国正值全国残疾人抽样调查的数据分析
阶段。在钱宇平教授（时任北京医科大学公共卫生学院流行
病学教研室主任、全国残调专家组成员）的推荐下，他开始参
与第一次全国残疾人抽样调查的流行病学分析。同时，李立明
教授还以专家身份参加了与美国东西方文化交流中心合作开展
的科研讨论，并作为中国代表团成员之一赴日内瓦世界卫生组
织总部介绍了中国首次残疾人抽样调查的结果，第一次向全世
界介绍了中国残疾人现状。此后，他还参与了北京医科大学公
共卫生学院流行病教研室（现北京大学医学部公共卫生学院流
行病与卫生统计学系）的出生缺陷、人口素质的相关流行病学
研究，将更多的精力投入到人口素质研究领域中。李立明教授
带领青年教师和研究生就我国城乡地区听力语言残疾、视力残
疾、肢体残疾、智力残疾和精神残疾五类六种残疾流行病学现
状与分布特点开展了研究，发表了一系列针对残疾流行病学调
查和残疾预防的学术论文和论著，为我国残疾预防提供了科学
依据。他用自己的行动告诉我们：公共卫生工作者的良知就体
现在对弱势群体的深切同情和对公众问题的不懈关注上。

李立明教授认为研究和制定预防残疾的对策和措施是预防残疾的首要内容。由于预防残疾不仅仅是卫生部门的工作，涉及到一个国家的社会经济状况、文化历史背景、国家的政策制定、环境因素和遗传等多方面因素，因此，李立明教授提出制定残疾预防对策首先要考虑到这是需要社会各部门、各单位协作完成的社会工程。据此，他在20世纪80年代末期就提出了以下对策：①加强领导和宏观控制，即充分利用我国社会主义制度的优越性，积极开发领导层，从医疗康复为主的政策观念变为预防为主的观念，从政策上、法规上给予明确规定，通过正常的立法程序来控制和减少残疾的发生。②加强全民健康意识，降低致残因素暴露水平，即残疾预防的群体策略，这是一项经济投入较少、社会效益较高的防残对策，如宣传优生优育优教的意义，防止环境污染，改变不良习惯和膳食结构等。③加强高危人群的防治，减少残疾的发生，即高危人群策略，其旨在早期发现、早期诊断和早期治疗可能致残的疾病，或通过遗传咨询和产前诊断等手段早期发现残疾发生的高危人群。

根据残疾预防对策，李立明教授还着重强调了实行三级预防措施对残疾防治的重要性。一级预防又称病因预防，即针对各种可能的致残原因采取各种有效措施，防止残疾的发生。这是预防残疾最关键、最有效的环节。进行一级预防，主要有两条途径：首先是开展调查与科学研究，找出各种致残的危险因素，其次才是采取措施，有针对性地开展预防。一级预防的具体措施一般可包括：①全社会的措施，包括促进社会经济发展，改善人群卫生状况，提供合理的营养和膳食结构，安全饮用水和环境卫生措施，提高全民的文化教育水平等。②社区的措施，主要有积极开展优生优育教育，提倡遗传咨询、婚前检查，围产期保健；贯彻儿童预防免疫接种；开展健康安全教育，提倡戒烟、限酒、合理膳食、合理用药；提供老年的保健服务；开展精神卫生教育等。二级预防为早发现、早诊断、早治疗。主要措施有：①对可能致残的各种传染病和慢性病进行积极的治疗，特别是高血压、精神病、结核、糖尿病和沙眼等。②开展积极的外科治疗，如治疗创伤、骨折、肢体损伤和白内障等。③对某些患病率较高且致残的疾病，开展人群的筛查，以达到早发现、早诊断和早治疗的目的。三级预防为减少病痛，积极康复，防止残疾向残障转变。主要措施有：①通过对残疾人在社区各种康复机构的训练，提高残疾人生活自理和参加社会活动的能力。②根据各类残疾的生理、功能特点与要求，开展特殊教育，使他们掌握参与社会的本领。

随后，李立明教授还担任了《实用残疾预防》（华夏出版社，1992年）（图1-1）的主编和《中国残疾预防学》（华夏出版社，1998年）（图1-2）的副主编。前者讲述了先天与后天致残的原因和防范措施，介绍了不同类型的致残原因与防范等，获得全国奋发文明进步图书奖评选委员会颁发的"奋发文明进步图书奖"二等奖。后者作为我国第一部较为系统全面、既有理论又有实用技术且学术水平较高的论述残疾预防的科技专著，获得了中国图书奖评委会颁发的"第十二届中国图书奖"，并被列为国家"九五"重点图书出版。李立明教授为预防残疾，保障人类健康事业的发展做出了巨大的贡献，这些工作为他日后在人口素质领域的研究奠定了坚实的基础。

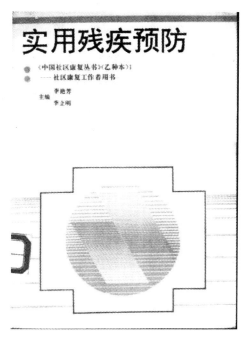

图 1-1 《实用残疾预防》（华夏出版社，1992）

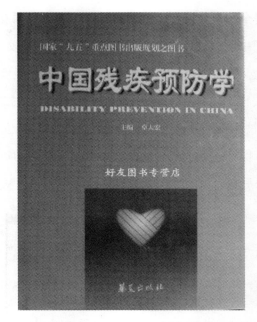

图1-2 《中国残疾预防学》（华夏出版社，1998）

第二节　全国人口素质调查

历史上人们对人口发展重要性的认识往往表现在人口数量方面，直到20世纪30年代，人口素质才以一种错误且极其残酷的形式在人类历史上第一次得到重视。1935年，纳粹希特勒抓住德国人民在一战中对协约国制裁德国的不满，提出了"日耳曼民族是世界上最优秀的民族，有权利统治世界"的口号，将其他民族贬低为劣等的民族，并主张实行雅利安人的净化和种族灭绝的暴行。当然，这种错误的认识最终得到了扭转，但这也引发了人们对于人口素质真正意义的思考。而随后，西方发达国家，为了应付日益严峻的国际竞争，也不得不对人才和智力开发问题给予更多的关注。

对于当时的发展中国家而言，人口数量增长的过猛过快影响了人口素质的提高，进而又影响了社会和经济的发展。在20世纪90年代的中国，简单劳动力无限供给的基本格局不仅在一定程度上形成了以牺牲效益为代价的大锅饭体制，还极大地阻碍了产业结构的多元化和高效化；高生育率的历史基因仍潜伏在生育主体——庞大的育龄妇女人群中，造成了人口高增长势头和不容忽视的低文化素质现象；商品经济的发展和出国大门的敞开，不可避免地会出现新的"读书无用论"，科技人才的外流和国内教育质量的下降……长此以往，一个没有强健精神和良好素质的民族如何在无情的国际竞争中取得一席之地，又怎能实现社会的四个现代化大业？尽管在控制人口数量的工作上，中国已取得了举世瞩目的成就，但提高人口素质，仍是一个薄弱环节。因此，提高人口素质已成为当时人们完整无误地执行我国的人口政策，实现我国现代化进程中的一项刻不容缓的任务，这也正是李立明教授积极投身此项研究的出发点与立足点。

1986 年，李立明教授承担了由当时担任北医流行病学教研室主任的钱宇平教授领衔的国家"七五"攻关课题《人口生活质量》，作为主要承担者和研究者完成了《中国人口素质的现状》（经济出版社，1992 年）白皮书。关于人口素质的定义及其研究范畴，不同学者观点各异，分歧较大。西方资本主义人口素质二元论派的学者认为研究范畴应包括人口身体素质和科学文化素质。而李立明教授在此基础上，明确提出了中国人口素质应由身体健康素质、科学文化素质和思想道德素质三部分组成，即人口素质三元论。

身体健康素质是人口素质水平的基础，它包括先天和出生后生长发育、疾病死亡等因素，直接评价指标有平均期望寿命、婴儿死亡率、粗死亡率和死因构成、潜在寿命损失年、生长发育水平、出生缺陷现状、残疾现患率等，间接指标有人口数、人口年龄、性别构成、人均卫生费用、卫生用水比例等。科学文化素质指人口通过各种渠道获得的科学文化知识、劳动技能和实践经验，以及用以认识客观事物和解决问题的智慧和创造性。直接评价指标有文盲率、全体人口的文化水平构成、就学率、在校大学生和研究生占总人口的比重、熟练技术工人比例、全体工人技术等级构成等，间接指标有人均教育经费，人口职业分布，全国大、中、小学校数等。思想道德素质即支配人们言论和行为的基本精神力量，其核心是人生观，具体可以从思想觉悟、道德品质、法纪观念和工作态度等方面的评价指标来衡量。李立明教授尤其强调了未纳入西方社会人口素质评价体系的思想道德素质的重要性，并提倡用一些可测量的文明道德指标来间接反映一个社会的思想道德素质，如文明古迹的保护程度，一个社会对古迹保护得越好往往代表这个社会的文明程度越高；监狱入住率，入住率越高则代表社会的不稳定性和刑事犯罪率越高；以及自觉维护、遵守公共秩序者占全人口的比重等。

李立明教授在《人口生活质量》一书中的《中国人口素质的现状》一章开篇即指出："当前社会的改革是发展生产力的竞争，发展生产力的竞争实质上是科学技术的竞争，科学技术竞争的背后是教育的竞争，而教育竞争的实质又是智力的竞争。归根结底，决定竞争力优劣的关键是人口素质的高低。"正如西方著名的"人力资本理论"创始人，美国著名经济学家、诺贝尔经济学奖得主西奥多·舒尔茨指出的那样："生产的决定因素不是空间、能量和耕地，决定因素是人口质量的改善。"因此，李立明教授对国家统计局、卫生部及有关部门对外公布的数据及全国性专题调查数据进行了深入分析研究，并应用上述指标体系首次全面、系统地描述了我国人口素质的现状，初步摸清了我国人口素质的本底情况，为全面展示我国的人口政策，即控制人口数量、提高人口素质，做出了重要的贡献。同时，他还对人口素质的影响因素进行了初步探讨，并据此提出了"我国人口素质是多部门、多学科交叉覆盖的研究范畴，提高我国人口素质的途径只能是齐抓共管、综合治理"的结论。李立明教授在人口素质领域的研究成果丰硕，其中《中国人口素质现状及其影响因素研究》获选 1992 年第三次全国优生科学大会优秀论文、1994 年获得了北京医科大学授予的北京医科大学科技成果奖。

综上，李立明教授在该领域内共编写著作 4 部，发表论文 21 篇，其中被《中文核心期刊要目总览》（以下简称"核心期刊"）收录 9 篇，被美国《科学引文索引》（Science Citation Index，SCI）收录 4 篇，累计影响因子 2.862，共被引用 36 次。以第一作者或通讯 / 责任作者发表论文 10 篇，其中核心期刊 4 篇、SCI 2 篇、累计影响因子 1.396、共被引用 4 次。

附录一

获得奖项

1. 1992 年《中国人口素质现状及其影响因素研究》获"第

三次全国优生科学大会优秀论文奖"

2．1994 年《实用残疾预防》获"全国奋发文明进步图书奖"二等奖

3．1994 年《中国人口素质的现状研究》获"北京医科大学科技成果奖"

4．2000 年《中国残疾预防学》获"第十二届中国图书奖"

发表论文

1．**李立明**，钱宇平．试论我国人口素质的内涵及其指标 [J]．中国优生优育，1990（02）：76-79．

2．**李立明**．中国残疾人的分布现状 [J]．中华医学杂志，1990，70（7）：379-381．

3．李馨宇，董中，曹卫华，**李立明**．评价人群健康水平的又一负性指标——YPLL[J]．中国慢性病预防与控制，1993（05）：234-237．

4．**李立明**，钱宇平，韩淑珍，阎文梅．我国人口素质的基本状况 [J]．中国优生优育，1993（04）：171-173．

5．李爱兰，**李立明**，钱宇平．我国智力残疾致残因素的初步分析 [J]．中华预防医学杂志，1994（05）：284-286．

6．李爱兰，**李立明**．我国听力语言残疾的调查分析 [J]．中国

康复医学杂志，1994（02）：95.

7. 曹卫华，李馨宇，董中，**李立明**. 1990 年全国疾病监测点潜在寿命损失年分析 [J]. 中国慢性病预防与控制，1994（02）：69-71.

8. 李爱兰，**李立明**，钱宇平. 我国视力残疾致残因素分析及预防措施 [J]. 中华预防医学杂志，1995（04）：225-227.

9. 李爱兰，**李立明**，钱宇平. 我国肢体残疾致残因素的分析及预防重点的建议 [J]. 中国公共卫生，1995（08）：348-349.

10. 胡永华，**李立明**，李芃. 我国农村地区神经系统缺陷的五年监测 [J]. 中华流行病学杂志，1996（01）：20-24.

11. 詹思延，胡永华，**李立明**. 城乡孕妇同型半胱氨酸代谢与神经管畸形的相关性研究 [J]. 中华预防医学杂志，1997（04）：31-34.

12. **李立明**，胡永华，李芃，钱宇平，顾海路，赵炎培. 中国农村地区出生缺陷的五年监测 [J]. 中华流行病学杂志，1997.

13. 洪荣涛，祝国英，曹卫华，**李立明**. PYLL 及其在劳动力人口健康评价中的应用 [J]. 中国公共卫生，1997（01）：56-57.

14. **Lee L**，Cao W，Xu F. Disability among the elderly in

China： analysis of the national sampling survey of disability in 1987[J]. Chin Med J（Engl），1997，110（3）：236-237.

15. 吴涛，曹卫华，焦健，**李立明**. 1990 ～ 1992 年我国损伤与中毒死亡的 YPLL 分析 [J]. 疾病控制杂志，1999，3（04）：250-252.

16. 郭晓霞，高原原，詹思延，郭艳梅，王砚英，**李立明**. 5，10- 亚甲基四氢叶酸还原酶多态性和神经管畸形的病例对照研究 [J]. 疾病控制杂志，2000，4（03）：217-219.

17. 曹卫华，吴涛，安涛，**李立明**. 1990 ～ 1997 年中国城乡人群伤害死亡分析 [J]. 中华流行病学杂志，2000，21（05）：7-9.

18. Lai DJ，**Lee LM**，Lee ES. Effects of handicap on life expectancy：The case of China[J]. Public Health，2000，114（5）：330-335.

19. 王艳红，**李立明**. 中国 1990-2005 年不同时期城乡人群期望寿命差异分析 [J]. 中华流行病学杂志，2008，29（3）：262-266.

20. Chai X，**Li L**，Wu K，Zhou C，Cao P，Ren Q. C-sight visual prostheses for the blind[J]. IEEE Eng Med Biol Mag，

2008，27（5）：20-28.

21．Wang Y，Li L. Evaluation of Impact of Major Causes of Death on Life Expectancy Changes in China，1990-2005[J]. Biomedical and Environmental Sciences，2009，22（5）：430-441.

出版著作

1．人口与计划生育研究成果汇编．国家计划生育委员会．1992.

2．实用残疾预防．北京：华夏出版社．1992.

3．人口生活质量．北京：经济出版社．1992.

4．中国残疾预防学．北京：华夏出版社．1998.

研究领域之二

老年保健流行病学研究

　　基于全国人口素质调查累积的丰富经验和科研直觉，在美国约翰霍普金斯大学做博士后训练的李立明教授，敏锐地意识到老年保健将是我国今后重要的社会问题和公共卫生问题，其原因有两点：一是由于我国老年人口占总人口的比例出现逐年上升的趋势，我国将很快进入老龄化社会；二是老年保健、医疗服务和老年康复将成为我国医疗负担的主要来源。于是，自1991年开始，李立明教授将研究兴趣逐渐转向如何解决社会老龄化问题以及对老年人生活质量的研究。此后，他一直致力于老年人口学研究、老年生活质量研究及老年人用药情况调查等大量探索性工作，并在北京大学医学部开设了"老年保健流行病学"的研究生课程。在2015年、2016年两会期间，李立明教授更是从多年老年保健相关科学研究证据出发，在政策层面上提出可能有效解决我国"未富先老"社会问题的策略，为完善我国老年社会保障体系、迎接全球老龄化问题的严峻挑战提供了政策性建议。

第一节　老年人口学及老年保健研究

　　在1992年，世界范围内只有26个国家65岁及以上老年人口超过 200 万，合计约 3.42 亿，占全球人口的 6.2%。而在 2008 年，已经有 38 个国家 65 岁及以上老年人口超过 200 万，合计约 5.06 亿，占全球人口的 7%。预计在 2040 年，全球 65 岁及以上老年人口将达到 13 亿，占全球人口的 14%。中国 2010 年第六次全国人口普查表明 60 岁及以上人口有 1.77 亿，占全国人口 13.26%，其中 65 岁及以上老年人口已达 1.18 亿，占全国人口 8.87%。预计在 2050 年中国 60 岁及以上老年人口比例将超过 30%。在经济水平、医疗条件大幅提高的今天，无论全球范围或是中国，人口老龄化（即老年人口占总人口的比例增大的动态过程）趋势都愈发明显。老龄化现象从一个侧面反映医疗卫生水平提高，同时也对各个国家的经济、社会、医疗服务等方面都有重要影响。各国政府，特别是发展中国家亟须提高认识，完善相应老年人口保障体系，从而迎接老龄化问题带来的挑战。老年保健流行病学正是为合理解决老龄化问题提供科学的研究证据和相关政策依据而逐渐兴起的一门学科。

李立明教授在美国约翰霍普金斯大学从事博士后研究时，一次偶然的讲座使他意识到在中国开展老年保健流行病学研究的重要意义。他回忆道："在美国做博士后期间，我们中午常常在学校听各类讲座，一天美国国立卫生研究院老年所（National Institute on Aging，NIA）的所长来约翰霍普金斯大学公共卫生学院做了一个报告，报告内容正是 1992 年由美国老年所推出的全球人口老龄化研究的现状（图 2-1）。这个报告对我的影响和冲击很大，因为中国作为世界人口第一的大国，老龄化问题将是直接影响今后几十年全球老龄化问题的关键，也是我国公共卫生将面临的重大课题。这使我的研究兴趣逐渐转向老年……"。于是，李立明教授马上着手对中国的老龄化发展趋势进行了研究，发现中国的社会总抚养比一直呈逐年上升的趋势，社会总抚养比主要由老年抚养比和青少年抚养比组成，中国的青少年抚养比较老年抚养比要高，但由于我国的计划生育政策要求一对夫妇只生一个孩子，故呈现青少年抚养比逐年下降，老年抚养比逐年上升的趋势。社会总抚养比的升高说明社会负担愈来愈重，而老年抚养比所占比重愈来愈高，更

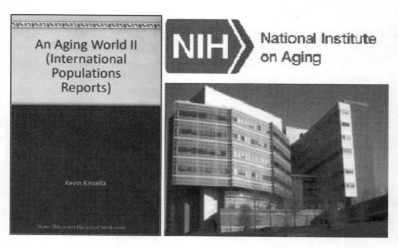

图 2-1 《全球人口老龄化报告》（1992 年）及美国国立卫生研究院老年所

说明要解决社会负担过重的问题亟须首先有效地解决老年保健的问题。

李立明教授回国后通过深入分析，提出了中国将面临老年人口数量多、老龄化速度快、老年社会保障体系和医疗卫生服务体系不健全的挑战，老龄化将是中国的重大公共卫生问题和社会问题。为此，自 1990 年开始，他选择了当时我国老龄化水平最高的上海市，开展了老年生活质量的长期随访研究，对老年人群三维健康（生理健康、心理健康和社会生活功能状况）及其影响因素进行了深入的研究。经过 5 年研究他发现负性生活事件、心理健康是影响老年人身体健康的主要因素，从而为老年保健提供了重点方向。该项目获得了 1996 年上海市科技成果奖。在开展研究的基础上，李立明教授出版了我国第一本《老年保健流行病学》（北京医科大学、中国协和医科大学联合出版社，1996 年）。该书是在李天霖教授（已故）、李秀琹教授的指导下，李立明教授与十几位专家学者共同编写的从公共卫生和老年保健角度介绍老年医学的书籍。该书系统全面地介绍了老年保健流行病学相关概念、原理和方法，力求让读者在了解国内外老年保健流行病学研究现状与进展的同时，熟悉和掌握老年保健流行病学的教学重点、研究方法和相关研究工具。同时该书也积极推动了我国的老年保健流行病学研究实践。

从 1996 年至 2016 年，李立明教授一直在北京大学公共卫生学院开设"老年保健流行病学"的研究生选修课，每年都会有一些对老年问题感兴趣的学生踊跃报名。这门课程每年都会梳理过去一年在老年研究方面的新进展，并广泛调动学生积极性，鼓励学生自主选题，围绕某一个老年保健问题展开学习、思考和讨论。他曾提到："每一年准备这门课程（老年保健流行病学课程）和聆听学生的汇报，对我来讲都是一种享受。看到有那么多年轻学子和我一样关心老年保健这一重要社会问题，我深感欣慰……"。经过 20 年的教学相长以及不断学习和思考的积淀，李立明教授发现老年保健领域的研究内容日新月异，越来越多的领域被关注，越来越多的学者开始参与，因此，为了让更多学者、同仁关心老年保健，他产生了修订《老年保健流行病学》这本书的想法。为了将这一想法付诸实现，李立明教授大胆邀请中青年学者参与到新版的编写工作中来，用他们高涨的热情、活跃的思维、全新的视野和创新的意识为该书添砖加瓦。2015 年《老年保健流行病学》第 2 版由北京大学医学出版社正式出版发行，成为 20 年后老年保健流行病学领域又一重要力作（图 2-2）。

老年保健领域快速更新的知识、实践中不断涌现的问题，给李立明教授带来的不仅仅是学术上的兴奋，更让他体会到作为一名公共卫生工作者和老年保健研究者的历史使命和社会责任。2015 年两会期间，李立明教授作为医药卫生行业的政协委

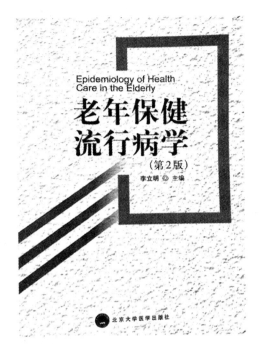

图 2-2　《老年保健流行病学》(第 2 版)
(北京大学医学出版社，2015)

员和全国政协教科文卫体委员会的委员，提交了"加快我国老年护理队伍建设"和"关于加强老年患者心理健康服务"的提案。"加快我国老年护理队伍建设"提案，在基于我国老龄化加速、家庭养老功能弱化、机构养老资源不足、尤其是老年护理队伍薄弱的现状上，提出以下五点建议：①教育、人力资源、社会保障、民政等部门要支持高等院校和中等职业学校增设老年护理相关专业和课程，完善老年护理专业人才培养体系，扩大人才培养规模；②加强老年护理师资队伍建设，提高教育水平；③坚持开展继续教育，优化老年护理在职人员的整体素质；④保证优先就业机会，鼓励护理专业学生从事老年护理工作，探索建立在养老服务中引入专业社会工作人才的机制；⑤在老年护理科研方面，加大支持的力度和经费的投入，加快老年护理学科的发展。上述建议在满足我国老年人卫生服务和护理需求的同时，还能进一步促进就业、拉动内需、形成新的产业链。而"关于加强老年患者心理健康服务"的提案则是从老年人心理健康的角度对我国卫生服务事业提出了相关建议。该提案首先指出了我国目前老龄化、老年患者心理问题加重的现状，随后提出了重视老年患者心理健康的重要性，从而给出了关于加强我国老年患者心理健康服务的八点建议：①政府应高度重视老年患者的心理健康服务；②宣传部门和媒体应加强宣传教育，促进全社会对老年患者心理健康的关注；③国家卫生和计划生育委员会（简称"卫计委"）应加强医护人员培训，提高针对老年患者心理健康开展临床服务的能力；④财政部应加大老年患者心理健康方面的财政投入；⑤民政部和国家卫计委应积极开展针对老年患者的社区心理健康服务；⑥国家卫计委应加强对老年患者的心理健康教育；⑦教育部应在医学高校开设老年心理健康服务方向的课程；⑧民政部应鼓励社会机构参与老年患者的心理健康服务。随后在 2016 年两会期间，李立明教授继续提交了"建议探索不同类型的医养结合模式，满足多层次、多样化的养老需求"的提案。该提案是基于目前我国老年人中约90%的老年人选择"居家养老"，约7%的老年人选择"社区养老"，约3%的老年人选择"机构养老"的现状提出的。提案建议针对不同养老模式、不同老年健康和自理能力状况、不同家庭经济水平，探索和建立多种类型的医养结合模式。比如针对机构养老，可以采取整合照料的模式，鼓励将城市地区过剩的公立医疗资源转型为老年康复院、老年护理院等医养结合服务机构。针对居家养老和社区养老，可以采用支撑辐射的模式，推动医疗卫生服务延伸至社区和家庭，鼓励基层医疗卫生机构与老年人家庭建立签约服务关系，在社区养老服务中嵌入医疗卫生服务，实现基层医疗卫生机构与社区养老服务机构的无缝对接。这项提案与中国民生息息相关，与老年保健问题紧密相连，其现实意义在于从多年老年保健相关科学研究证据出发，在政策层面上提出可能有效解决我国"未富先老"社会问题的策略，为完善我国老年社会保障体系及迎接全球老龄化问题的严峻挑战提供了对策。该项提案在2016年两会众多代表建议和委员提案中脱颖而出，是最后征集筛选出的20个具有代表性的建议/提案之一，并成为由39健康网、健康时报新媒体、人民网（健康专页）、新浪网（健康专页）、凤凰网（健康专页）、医学界等国内主流健康媒体联合发起"医

药卫生行业——2016 两会我最期待的提案 / 建议"投票的热议
提案之一（图 2-3）。

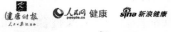

图 2-3　两会医药卫生行业"我最期待的提案建议"（2016 年）

第二节　老年生活质量研究

生活质量（quality of life，QOL）又称生命质量或生活品
质，是美国学者在 20 世纪 30 年代提出的，是在生物、心理、
社会医学模式下产生的一种新的健康测量技术。由于医学模式
的转变，社会心理因素、生活与行为方式对健康的影响日益受
到重视，对疾病的预后、临床疗效评价也从过去单纯应用生存
率、复发率等生物学指标逐渐转向从生理、心理和社会功能诸

方面来全面评价"整个患者"，也就是说医学的目的不再只是生命时间的延长，也同样注重生命质量的提高。人口老龄化是21世纪不可逆转的世界性趋势，世界各国都在思考如何在现有条件下应对老龄化带来的挑战，其中之一就是来自老年生活质量的问题：例如，如何推迟老年人生活自理的年限，提高老年人生活质量等。

在总结上海市南市区老年生活质量随访研究经验的基础上，李立明教授认为不应仅仅关注城市（例如上海市）老年人的生活质量，还应将研究关注点放到占中国人口比例更高的农村地区，注重农村老年人的生活质量。因此，李立明教授及其团队还在北京市房山区开展了相似的生活质量研究。为了引导更多的学生关注老年生活质量问题，李立明教授及其团队在1999年对1421名内蒙古包头市农牧区老年人进行了生活质量的调查。调查所用的是短版SF-36问卷（Short-form 36 Health Survey Questionnaire，SF-36），该问卷在农牧区老年人中获得了较好的信度和效度，可以有效评估老年人生活质量。用SF-36问卷研究发现包头市牧区老年人生活质量水平要高于包头市农村老年人生活质量的水平，其中影响包头市牧区老年人生活质量的因素主要为慢性病患病情况、就医情况、婚姻状况、经济收入和年龄，影响包头市农村老年人生活质量的主要因素有慢性病患病情况、就医情况、文化程度和年龄。年龄高、文化程度低、经济收入低、无配偶和患有慢性病的老年人生活质量偏低，这部分老年人应是老年卫生和社会服务的重点人群，在老年保健政策和社会保障制度的建立上应当充分考虑这部分人群的特殊困难，从而有效提高农牧区老年人的生活质量。

第三节　老年用药研究

用药过程是人、药物和环境相互作用的结果，用药过程的行为失当和错误都可导致不合理用药。不合理用药可直接影响医疗质量、降低药物疗效、引发不良反应、浪费医疗资源，甚至会引起患者死亡。老年人不合理用药的情况更为严重：有系统综述表明老年人因不合理用药的入院率是青壮年的4倍，新发不适当用药的老年人住院和死亡风险增加，不适当处方和药物不良反应给老年人造成了巨大的疾病负担。因此，对老年人不合理用药的现况研究及其相关因素探索具有十分重要的意义。

由李立明教授带领的团队于1995年在北京地区开展了有关我国农村老年人用药情况的横断面调查，通过调查754名社区和门诊的中老年人两周用药情况发现北京地区老年人群用药频率高达77.6%，处方药占86.4%，人均用药3.16种，有

15.2% 的调查对象至少同时服用 5 种药物，影响药物利用的主要因素是疾病状态及老年人的自我保健意识。由于相当一部分老年人缺乏全面的服药和药物不良反应知识，有凭经验服药的不正确态度，存在自我用药问题，有发生药物不良反应的潜在危险，因此应当利用各种机会向老年人及其家人普及药物不良反应知识，提倡按时就医，根据处方服药，以减少自我用药和药物不良反应的发生。医生在开处方时也应当尽量避免让老年人同时服用多种药物，从而减少药物相互作用和不良反应。

在该研究领域，李立明教授共编写著作 2 部，提交两会提案 3 项，发表论文 26 篇，其中核心期刊 7 篇、SCI 3 篇、累计影响因子 51.099、共被引用 14 次。以第一作者或通讯／责任作者发表论文 12 篇，其中核心期刊 5 篇、SCI 1 篇、累计影响因子 2.083、共被引用 1 次。

附录二

获得奖项

1996 年《上海南市区中、老年健康现况研究》获"上海市科技成果奖"

发表论文：

1. **李立明**，刘兰，李天霖. 老年人临终前健康状况的研究 [J]. 中国社会医学，1994（03）：52-53.

2. **李立明**，周杏元，曹卫华，祝国英，詹思延，林益强，李芃，胡兵，曹家琪，张金峰. 上海南市区老年人群生活质量流行病学研究 [J]. 中国慢性病预防与控制，1996（05）：37-39.

3. 周杏元，**李立明**，戈戎，曹卫华，谢敏强，祝国英，林益强，屠娴珍，胡兵，杨敷敦，詹思延，周曰清，曹家琪，张金锋，李芃. 上海南市区社区老年生活质量的研究概述 [J]. 中国慢性病预防与控制，1996（04）：35-37.

4. 李芃，**李立明**，谢敏强，詹思延，祝国英，周杏元，林益强. 社区老年前期人口慢性疾病现患情况与影响因素分析 [J]. 中国慢性病预防与控制，1996（05）：35-36.

5. 曹卫华，**李立明**，周杏元，祝国英，戈戎，林益强，李芃，张金锋. 社区老年人慢性病现状及其影响因素 [J]. 中国慢性病预防与控制，1996（05）：33-35.

6. 祝国英，**李立明**，戈戎，詹思延，曹卫华，李芃，谢敏强，林益强，周杏元. 社区老年人生活满意度研究

[J]. 中国慢性病预防与控制，1996（05）：40-41.

7. 李立明，霍德政. 我国老年人生活质量的流行病学研究 [J]. 中华老年医学杂志，1996（06）：56-58.

8. 詹思延，李立明，李芃，李晓晖，王砚英，王峙，郭艳梅，刘晓芬，吴涛，邓培媛，程经华，王海俊，杜贵鑫，郑明广，栾云飞，周立明. 北京地区 754 名老年人二周用药调查 [J]. 药物流行病学杂志，1997（01）：39-41.

9. 李立明，曹卫华，徐南征，赵俊雅，胡玉兰. 北京市海淀区老年人 1987 ～ 1994 年损伤与中毒死亡分析 [J]. 中华流行病学杂志，1997（03）：138-141.

10. 李立明. 老年生活质量的流行病学研究 [J]. 中华流行病学杂志，1997.

11. 霍德政，李立明，尹香君. 髋部骨折对中老年人日常生活功能的影响 [J]. 北京医科大学学报，1999，31（04）：95-98.

12. 吕筠，李立明. 老年伤害研究回顾 [J]. 疾病控制杂志，1999，3（04）：300-303.

13. 霍德政，李立明. 北京市城区中老年人髋部骨折的病例对照研究 [J]. 中华流行病学杂志，2000，21（01）：38-41.

14. 胡传峰，**李立明**，陆美琪，白智勇，时君玲．老年 2 型糖尿病患者易患因素的对照分析 [J]. 中国糖尿病杂志，2000，8（06）：330-332.

15. 李俊，**李立明**．生命质量指标在降压药物疗效评价中的应用 [J]. 药物流行病学杂志，2000，9（02）：88-91.

16. **李立明**．中国人口老龄化及卫生保健服务 [Z]. 北京：2000，1.

17. 王素华，**李立明**，李俊．SF-36 健康调查量表的应用 [J]. 国外医学（社会医学分册），2001，18（01）：4-8.

18. 王素华，**李立明**，韦丽琴，马淑一，程子英，张慧．SF-36 健康调查量表在牧区老年人中的应用 [J]. 中国行为医学科学，2001，10（03）：90-91.

19. 王素华，**李立明**，李俊，王洪林，韦丽琴．包头市农牧区老年人生活质量的研究 [J]. 中华流行病学杂志，2001，22（03）：49-51.

20. 曹卫华，**李立明**，胡永华，詹思延，李晓晖，李芃，吴涛，李俊，王涛．盐酸苯那普利在老年高血压患者中应用的流行病学监测 [J]. 中国慢性病预防与控制，2001，9（02）：51-52.

21. 王素华，**李立明**．生活质量研究中存在的问题 [J]. 国外医学（社会医学分册），2002，19（01）：6-9.

22．Huo D，Lauderdale DS，**Li L**. Influence of reproductive factors on hip fracture risk in Chinese women[J]. Osteoporosis International，2003，14（8）：694-700.

23．徐春生，余灿清，**李立明**．老年糖尿病 [J]. 中国全科医学，2007，10（12）：1036-1039.

24．方向华，**李立明**．重视老年人健康与保健的循证医学研究 [J]. 中华老年医学杂志，2010，29（5）：353-354.

25．Wang S，Chen R，Liu Q，Zhan S，**Li L**. Comprehensive treatment of hypertension middle-aged and elderly people：cross-sectional survey data from the China Health and Retirement Longitudinal Study（CHARLS）[J]. The Lancet，2015，386：S67.

26．Wang S，Chen R，Liu Q，Shu Z，Zhan S，**Li L**. Prevalence，awareness and treatment of chronic kidney disease among middle-aged and elderly：The China Health and Retirement Longitudinal Study[J]. Nephrology，2015，20（7）：474-484.

出版著作

1．老年保健流行病学．北京：北京医科大学、中国协和
   医科大学联合出版社．1996.

2．老年保健流行病学．2版．北京：北京大学医学出版社
   ．2015.

两会提案

1．2015年《加快我国老年护理队伍建设》

2．2015年《关于加强老年患者心理健康服务》

3．2016年《建议探索不同类型的医养结合模式，满足多
层次、多样化的养老需求》

研究领域之三

慢性病病因学研究

李立明教授多年致力于慢性病病因学研究，为揭示人群健康风险因素做出了重要的贡献。相比于横断面研究，队列研究在探索疾病病因上具有更强的科学性和说服力。为此，李立明教授在20世纪90年代就开展了儿童血压的纵向研究，对高血压的发病原因进行了更深一步的探索。随着科研条件的进步，李立明教授开始着手建立属于中国人自己的人群队列，这也是每一个流行病学家梦寐以求的科研目标。通过大量的探索、实践，李立明教授成功地建立了中国第一个双生子登记系统以及中国唯一一项50万超大规模自然人群队列。近年来，随着分子生物学、基因组学等技术的飞速进步，李立明教授认为，如今的流行病学研究不应仅仅局限于单一、独立的健康或疾病的影响因素，而应将宏观的环境因素和微观的分子生物学因素进行系统整合，以综合的视角多层次、多水平地探索它们对健康或疾病的影响。李立明教授利用这两个人群队列，运用高超的流行病学研究思路开展了众多深入的医学研究，为中国人群慢性病防治提供了高质量的病因学证据。

第一节　儿童血压纵向研究

高血压是一种患病率较高的慢性病，同时也是心血管病的主要危险因素之一。早在 20 世纪 80 年代初，还在北京医科大学（现北京大学医学部）读研究生的李立明教授就在导师曹家琪教授的循循善诱和严谨指导下，开始认识到高血压在慢性病中的特殊地位和作用，若能有效控制血压这一关键因素，就可以有效预防高血压引起的心脏、脑、肾等并发疾病。李立明教授在课堂中曾给学生们讲到："流行病学研究的目的是防治疾病，要达到这个目的首先就要搞清病因，而这正是流行病学工作者的任务。"原发性高血压的病因十分复杂，至今尚不明确，其发生发展规律也有待探索。在这种情况下，首先应该做的是对高血压的病因和起源进行研究。

在 20 世纪 70 年代，有研究者提出成人原发性高血压可能起始于儿童时期，血压偏高的儿童更容易在成人后发展为高血压。为了检验这一假设，研究者开始探究儿童血压的纵向变化规律。Bernard Rosner 等人在 1977 年首先使用追踪相关（tracking correlation）来描述不同时点测得血压的关联程度。Zinner 等人在 1978 年报告了儿童不同时点的血压之间存在显著性相关。Voors 和 Berenson 等人利用 Bogalusa 心脏队列发现儿童血压存在轨迹现象（tracking phenomenon），即随着年龄增长，儿童的血压始终维持在一定百分位数水平。至此，儿童血压逐渐成为流行病学研究的一个新方向。随后，WHO 相关专家组编写了一本技术报告，对当时儿童血压变化规律、影响因

素等方面的研究现状进行了综述。这本技术报告在 1985 年由
李立明教授译成中文，于 1987 年在人民卫生出版社出版（图
3-1），成为国内开展儿童高血压研究的重要技术参考书。

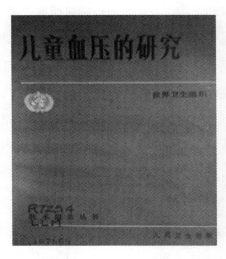

图 3-1 《儿童血压的研究》
（人民卫生出版社，1987）

年轻的李立明教授对上述研究成果十分关注，并且对儿童
血压轨迹现象产生了研究兴趣，因为这将有可能帮助人们了解
原发性高血压的起源，并且为高血压的早期预防提供依据。当
时，国内外进行儿童血压纵向研究的人员很少，而李立明教授
的导师曹家琪教授独具慧眼，选择了这一看似比较"冷门"的
研究领域，这种学术敏感性使得李立明教授站在了心血管流行

病学研究的前沿，这也是他慢性病研究生涯的开始。

　　李立明教授是国内开展儿童血压轨迹现象研究的第一人，他采用纵向研究设计，分别于 1981、1985、1987 年对北京房山区的 2946 名 4 ~ 14 岁儿童的血压进行了追踪测量。通过横断面比较，他发现儿童血压随年龄的增加而上升；相关分析发现复测血压与初测血压呈正相关，得到的追踪相关系数为（收缩压：0.20-0.55，舒张压：0.25-0.49）与之前的国外研究比较一致；在最初血压位于 90 百分位数及以上的儿童中，在 4 年后有 30% 仍处在 90 百分位数及以上。研究结果表明儿童血压存在较弱的轨迹现象。对于研究结果，李立明教授认为儿童血压随年龄增长的变异较大，因此儿童期血压对成年后血压的预测价值比较有限。但是，在多次测量中血压始终偏高（在 90 百分位数及以上）的儿童是原发性高血压的高危人群，应当进行随访复测，必要时采取干预措施。

　　这一纵向研究的结果马上受到学术界重视，研究生刚刚毕业的李立明教授，就受邀参加了 1987 年全国心血管病流行病学与人群防治学术会议，并在大会上报告了这一研究成果。儿童血压轨迹现象的发现意义重大，这将改变在人群中预防高血压的策略，血压偏高的儿童可能成为重点干预对象。在当时，人们认为中年人是预防高血压的重点人群，而李立明教授依据研究结果，提出预防高血压应从儿童期开始，这是慢性病防治观念的一个重大转变。

李立明教授从儿童血压问题入手，之后逐渐扩展到全人群的高血压防治，一步步走上了慢性病防治的征途。

第二节　双生子研究：中国双生子登记系统

从 1999 年开始，李立明教授就围绕中国双生子登记系统的建立开展了一系列科研工作，曾获得美国中华医学基金会、卫生部公益性行业科研专项资金、教育部以及自然科学基金的资助，开展了"心脑血管疾病及相关性状的遗传流行病学研究""以双生子人群为基础的重大慢性病病因学与防治策略研究""中国环境流行病学特殊人群队列研究""北京市儿童青少年双生子肥胖与 DNA 甲基化相关性研究""以共同抚养和分开抚养双生子为基础的心血管疾病环境危险因素研究"、以及"以表型不一致双生子为基础的高血压 DNA 甲基化研究"等科研项目，并发表一系列学术文章。截至 2016 年，中国双生子登记系统以及中国双生子相关研究在发展中不断壮大，已跻身世界前列，并仍在继续前行。

一、中国双生子登记系统建立背景

早在 1875 年，Francis Galton 就写下了这样一段话："双生子的生活史恰好能够提供我想要的东西。因为有些小时候长得很像的双生子，经过一起教育，却慢慢不像了，而有些小时候并不怎么一样的双生子，在一起互相同化，变得很像。"因此，双生子能够为遗传和环境研究提供一定线索。在此后的一百年里，双生子理论从建立到不断发展并日趋成熟，广泛应用于心理学、行为学和医学等各个领域。双生子分为同卵双生子和异卵双生子，由于同卵双生子由一个受精卵发育而来，因此理论上具有完全相同的基因，而异卵双生子是由两个卵子接受不同精子发育而成，平均有 50% 相同的基因。因此，通过比较同卵双生子和异卵双生子性状的相似性，可以判断遗传和环境对于疾病或性状的作用大小，即进行表型的遗传度研究。除此之外，由于年龄、宫内环境和生长环境更容易匹配（对于同卵双生子而言，遗传因素也是完全匹配的），利用双生子进行病例对照研究、队列研究或实验研究都有着一般人群无可比拟的优越性。认识到双生子研究的巨大优势后，李立明教授走上了他的双生子队列研究的征程。

二、中国双生子登记系统的发展历程

在美国中华医学基金会的资助下，李立明教授及其团队从 1999 年开始筹备，于 2001 年建立了我国第一个以人群为基础的双生子登记系统。该系统最初的首要研究目标是，分别在中国北方和南方、城市和农村地区有选择地建立四个以人群为基础的国家双生子登记系统，实现 45000 对双生子的登记。代表地区选取了北京、山东青岛、上海和浙江丽水。第二个研究目标是应用本双生子登记系统，选择成年双生子进行详细的调查，开展心脑血管疾病及相关性状的遗传流行病学研究。

中国双生子登记系统（Chinese National Twin Registry，CNTR）是志愿者系统。双生子的募集包括多种方式：公安局居民登记系统、大众媒体、当地卫生保健网络以及居 / 村委会。在实际操作过程中，双生子的登记主要依靠卫生防疫三级保健网络进行覆盖，而对于参与详细调查的双生子的募集，不同地区因地制宜，采用不同的方式。例如，在经济较发达的青岛地区，通过报纸和电视、利用居 / 村委会宣传募集双生子参与调查；而在经济欠发达的丽水地区，依靠当地卫生保健网络，由社区全科医生进行宣传募集。截至 2008 年年底，CNTR 已经募集了双生子 8368 对。除了进行双生子的基本信息登记，项目还对青岛、丽水的 1613 对双生子进行了详细的生活方式、心脑血管等慢性疾病史、家族史的调查，并在获得这些双生子知情同意的前提下，进行了空腹静脉血标本的采集，检测生化指标，并进行血清和 DNA 留存。此外，在对 1613 对双生子进行详细基线调查的两年半之后，还对其进行了随访调查。CNTR 为利用双生子这个特殊人群开展遗传和环境病因学研究打下了良好的基础，并于 2009 年荣获中华预防医学会科学技术奖二等奖、北京市科学技术三等奖。2010 年该系统获得卫生公益性行业科研专项资金支持立项为《中国环境流行病学人群队列研究》，资助金额达 1866 万元。取得这些成果纵然是欣慰的，但是李立明教授思考更多的仍然是如何才能让 CNTR 长远地可持续发展。于是李立明教授提出 CNTR 建立的初衷虽然是进行心脑血管疾病遗传流行病学研究，但随着它的日益发展和壮大，除了其本身承担的研究之外，更重要的是作为一个登记系统，为医学和科学工作者提供重要的双生子资源来开展领域广泛的研究。因此，李立明教授带领其团队在全国更大范围内进行了双生子登记，即在原有四个项目点的基础上进行扩充，并开始在新的项目点天津、四川、江苏、青海和黑龙江进行双生子登记工作。登记工作如火如荼地开展（图 3-2），截至目前，双生子登记数量达到 36563 对，所有的项目点都对双生子进行随访，开展慢性病的发病和死亡监测，旨在为 CNTR 提供更多的人群数据和基础资料，建立长期双生子特殊人群随访队列，深入开展重大慢性病的病因学研究，并建设国内外学者共享的研究平台。

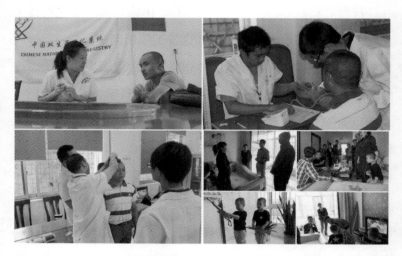

图 3-2　双生子登记工作现场（2013 年）

中国双生子登记系统确立了 6 万对双生子的登记目标，自 2001 年建立至 2016 年，在历经 15 年后，CNTR 在全国范围内已完成了 3 万余对双生子的登记，成为中国最大的双生子登记系统。CNTR 的成功建立给李立明教授带来的不仅仅是成功的喜悦，也让他看到了更多的挑战，他曾经说过："双生子登记系统取得的成果是值得骄傲的，但同时，我们仍需看到不足之处。队列的建立是研究的首要基础，而队列的随访才是研究的关键所在"。众所周知，大样本、长期随访设计才能产生证据较强的慢性病病因线索，只有经历一定时间才能观察到环境因素对于健康结局的生物学效应，这也是国际双生子研究的趋势所在。CNTR虽然已经开始对双生子进行发病和死亡监测，但由于监测时间不满2年，双生子的发病和死亡数量较少，这对于后续的巢式病例对照分析而言，样本量尚且不足。因此双生子样本亟须进一步扩充，其一是将规模扩大，以便获得更多疾病结局不一致的双生子，其二是将随访时间延长，以观察环境因素对于健康结局的长期效应。为了不让15年的双生子募集以及近2年的疾病监测工作付之东流，李立明教授于2014年对该项目进行滚动申请，并于2015年9月正式获得资助，立项为《中国环境流行病学特殊人群队列研究》。二期滚动项目将在一期项目9个省市项目点的基础上，考虑扩充其他项目点，包括云南、河北两个地区，即在11个项目点招募新的25000对双生子参与到CNTR中，扩大原有队列的样本量，达到60000对，该目标可以使CNTR成为全球仅次于北欧国家的第二大规模的双生子登记系统。同时建立双生子队列发病、死因和居住环境监测系统，及时、动态监测发病和死亡情况，通过队列研究的方式对慢性病病因进行更有力的探索。此外，在登记系统中选择5%～10%（约2500对）的成年双生子，进行体格检查和问卷调查，并积累双生子生物样本，同时结合代谢组学，将系统流行病学项目和系统生物学相匹配，利用双生子人群开展更多、更深入的医学研究，也为未来获得纵向数据打下基础。

李立明教授曾说过，双生子队列虽然经历了十余载的建立和维系，但仍然处在队列的孵育期，而这一阶段是每一个队列研究必须经历的时期，也是关键的时期。只有经历了扎实的孵育期，才能建立扎实的队列，最终获得强有力的病因证据。

三、中国双生子登记系统的推广与宣传

为了保证有足够数量的双生子志愿者加入到中国双生子登记系统中来，同时由于推广双生子研究的必要性，CNTR 开展了大量的宣传和推广工作。主要采取以下形式：第一，为 CNTR 设计形象（图 3-3），CNTR 的标志象征着两个翩翩起舞的双生子，通俗易懂，易于接受；第二，为 CNTR 构建官方网站（图 3-4），研究者可以方便快捷地查询到自己所需要的信息，界面友好、便于使用；第三，出版双生子简报（图 3-5），CNTR 定期设计并印刷双生子简报，包括 CNTR 的现状与研究进展，还会增加相应健康宣教的内容，从而保证双生子和系统的良好关系，同时也为募集新的双生子进行了有效的宣传；第

四，开展双生子节日（图 3-6），北京、青岛、云南都会举办双生子节日，节日上可以免费体检还有小礼物赠送，让双生子充分感受到温暖的关怀。

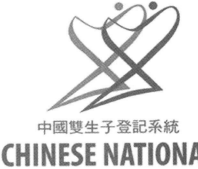

图 3-3　中国双生子登记系统标志

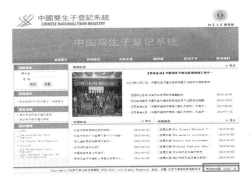

图 3-4　中国双生子登记系统网站

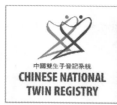

CHINESE NATIONAL TWIN REGISTRY

简报（二）

中国双生子登记系统简介

中国双生子登记系统（CNTR）是一个双生子自愿登记系统，由中华医学基金和卫生行业科研专项资助，北京大学公共卫生学院创建。

通过研究双生子人群，能够帮助我们更好地理解遗传和环境因素对健康的影响。所涉及的研究内容包括高血压、糖尿病、肥胖等慢性疾病，也包括饮酒、吸烟等日常生活方式。

每年都会有新的研究，当您加入CNTR系统，您就会有机会参与到其中，会有专门的研究者与您联系。当然，参与研究属于自愿行为，在任何时候您都可以选择退出。

中国双生子登记系统欢迎您

我们非常欢迎您加入中国双生子登记系统！加入这个系统，您将：（1）成为中国最大双生子登记系统的一员；（2）帮助理解常见疾病和健康问题的遗传和环境因素，了解研究的进展和最新成果；（3）长期获得关于健康保健方面的知识和信息。

我们非常感谢您的参与，并希望您能一直参与下去。

我们的联系方式

我们非常真诚地感谢您的参与。如果您对这个登记系统有任何疑问或者您的周围有愿意参与登记的双生子，请您与我们联系。

电话：010-56202535
网址：http://cntr.bjmu.edu.cn
邮箱：cntr@pkuepi.org
地址：北京市海淀区学院路38号
邮编：100191
单位：北京大学公共卫生学院

加入我们吧

不管是十分相像还是十分不像，不管是刚刚出生的婴儿还是白发苍苍的老人，不管是双胞胎

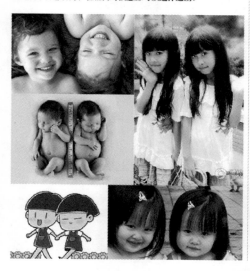

图 3-5　中国双生子登记系统简报

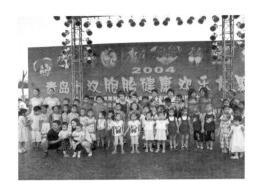

图 3-6　青岛双胞胎文化节现场（2004 年，山东省）

四、中国双生子登记系统的展望

中国双生子登记系统从 2001 年建立以来，已经步入第 15 个年头，为更好地服务于国内双生子研究，需要不断总结并借鉴国外双生子登记系统成功的经验。对于 CNTR 而言，首先要明确定位，实现从一个研究项目向一个服务平台的过渡；其次，要继续保持和其他国际双生子登记系统的合作，扩大双生子登记系统在国内和国际的影响力并提高双生子研究水平；最后，要积极争取政府支持，长期获得经费保障，实现双生子登记系统的可持续发展，以期提供高质量的中国人群的病因学证据。

第三节　人群队列研究：中国慢性病前瞻性研究

一、中国慢性病前瞻性研究建立

　　鉴于队列研究在揭示慢性病的发病风险和趋势方面的优势，队列研究日益受到重视。我国人群队列研究具有 60 余年的历史，所开展的多个大型人群队列在揭示我国居民疾病病因学方面取得了一系列原创性的研究成果，但仍然落后于医疗体系发达的国家（如美国、英国、瑞典、德国和挪威等）。同时，随着我国人口老龄化程度加重以及慢性病发病率迅速攀升，利用人群队列研究阐明慢性病的危险因素、制定相关的人群干预方案，对促进我国人群健康具有重要的科学意义和社会价值。过去，慢性病防治指南和临床指南的科学依据多来自于发达国家或地区，无论是在遗传学上还是从社会经济状况的角度考虑都与我国有着明显的不同，因此，开展科学研究，提供中国人群的流行病学证据就显得十分重要。随着时代的进步和科技的发展，超大规模人群队列研究也被赋予了新的价值和意义。认识到前瞻性队列研究的巨大优势后，还在国家疾病预防控制中心（以下简称"国家CDC"）任职的李立明教授就与英国牛津大学合作联合开展了慢性病人群队列的国际合作项目——中国慢性病前瞻性研究（China Kadoorie Biobank，CKB）（图3-7）。该项目在全国10个地区建立了约513 000人的成人队列，是一项多因素、多病种、多学科合作的大规模慢性病病因流行病学研究，也是目前世界上最大的涉及长期保存生物样本的前瞻性人群队列研究之一。

二、中国慢性病前瞻性研究发展历程

2004年，李立明教授离开了国家CDC繁忙的疾病预防控制和管理工作，得以把更多的注意力投入到他所热爱的科研、教学事业中。就在这一年，CKB项目基线调查在全国展开。同年6月，CKB项目在四川彭州项目点率先启动（图3-8）。随后2005年7月全部10个项目点先后开始了基线调查工作（图3-9），截至2008年7月15日，所有项目点全部完成了基线调查工作。历经4年的现场工作，CKB项目基线调查完成51万余人的生理、心理与社会行为状况的调查，心肺功能等健康状况的体格检查，保存了全部调查对象的血液样本用于长期的病因学和相关危险因素的研究。CKB项目建立了在全世界范

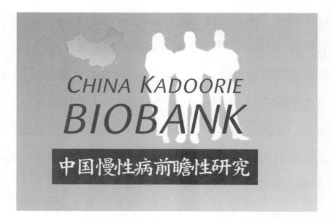

图 3-7　中国慢性病前瞻性研究标志

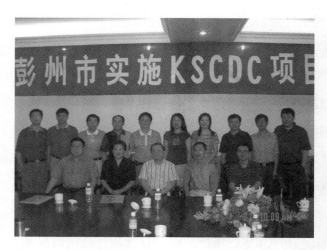

图 3-8　李立明教授于 2004 年 6 月在四川省主持彭州市 CKB 项目启动大会

围内样本量最大的一般成年人群健康情况基础数据库和血液样
品库。要特别说明的是，英国牛津大学作为合作方，明确地将

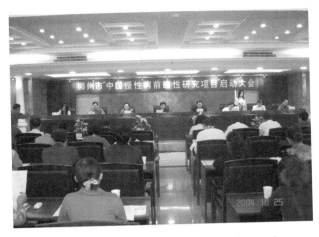

**图 3-9　李立明教授于 2004 年 10 月在广西省
主持柳州市 CKB 项目启动大会**

DNA 研究的知识产权全部划为中方所有，CKB 项目不仅为我国和世界范围内人群主要慢性病病因和危险因素研究提供了科学价值巨大的基础人群，同时，也为大规模国际合作特别是涉及人类遗传资源和标本合作的项目树立了典范。CKB 项目基线调查在全国 5 个城市和 5 个农村项目点建立了平均 5 万人的长期流行病学随访队列，为经济社会转型期社会人群健康状况的发展与变化，疾病谱的改变及其影响因素研究提供了宝贵的人群现场。同时，CKB 项目基线调查也为在我国城乡利用先进技术，高效、有序地开展大型现场调查工作积累了一套全方位的经验，培养了一支在城乡现场开展大规模流行病学调查和质量控制的卫生防病队伍，为今后类似项目的开展积累了丰富的经验。此外，CKB项目基线调查还带动和提高了10个项目省及项目地区的慢性病防治工作，许多项目省卫生行政部门都把CKB项目地区作为本省慢性病综合研究的示范基地，将项目与常规工作相结合，加大了对我国慢性病防治的支持力度，提高了慢性病防治的整体水平。

随着基线调查的结束，CKB项目通过对研究对象进行长期、连续、动态的跟踪随访，全面收集了全死因死亡事件、特定慢性病（恶性肿瘤、冠心病、脑卒中、糖尿病等）的发病事件、所有住院事件以及迁移和失访等资料。队列人群中各类疾病的病例积累到一定数量后，即可对基线调查时所获得的相关数据与疾病发生或死亡的关系进行分析，以科学地验证特定的病因假说。李立明教授曾指出："随访周期越长，收集信息越全面、越准确，项目的科学价值越高"。因此，CKB项目开展十余年来，随访监测工作一直是工作的重点之一（图3-10）。CKB项目启动前，全部项目点均具备多年的全死因监测的工作基础，依托于全国死因直报系统，CKB项目死亡事件随访工作的数量及质量也得到了很大的提高。结合各地区已有及新建的慢性病报告制度获取发病信息，也是CKB项目随访监测工作的另一支柱。近年来，随着国家大力推广普及基本医疗保险工作，CKB项目开始探索利用医疗保险数据获取项目参保研究对象的住院事件的可行性，极大扩充了监测随访的内容与

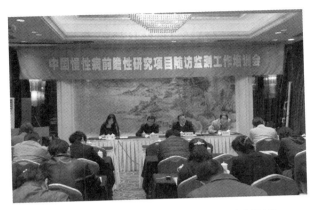

图 3-10　李立明教授于 2011 年 3 月在浙江省
主持 CKB 项目随访监测工作培训会

范围。同时，对全部 CKB 项目研究对象进行定向监测，即通过各地区组织的年度调查，以现场调查的形式主动收集特定地区、特定人群的各类随访事件。除此之外，各项目点还常规性地从当地的公安、民政、社保、计划生育等部门收集信息，筛选并补充随访事件。通过多年的工作积累，CKB 项目归纳总结并下发了《长期随访工作手册》《年度调查方案》等多种内部手册，并出版了《大型人群队列研究调查适宜技术》（人民卫生出版社，2014 年）和《大型人群队列随访监测适宜技术》（中国协和医科大学出版社，2015 年）以指导各项目点工作，形成了项目监测带动常规工作，常规工作保障项目监测的有序工作模式。为了解主要慢性病发病事件在系统中上报信息的真实性、准确性以及不同地区、不同医院间诊断准确性的差异，加强项目监测工作的质量管理和控制，CKB项目于2011年陆续启动了项目调查对象主要发病事件诊断准确性调查及各主要病种的病例复核工作（outcome validation）。病例复核的重点在于判断报告准确性和诊断准确性，从而了解病例的真实性，并收集相关资料。经过复核后，CKB项目数据可靠性和丰富性都得到极大的提高。

此外，为了解与健康结局相关的各种因素随时间的变化情况，并校正基线调查中可能存在的"回归稀释偏倚（regression dilution bias）"，CKB项目每4~5年会对队列人群进行一次5%随机抽样的重复调查。重复调查延续了基线调查所采取的严格的质量控制方法，更好地利用了计算机手段，将重复调查所有过程置于计算机监控与管理中，保证了调查的质量。同时，为了紧跟国际流行病学研究的发展潮流，使调查与研究更加深入和细化，在每次重复调查中也会新增一些调查项目与内容。CKB项目第一次重复调查在2008年5~10月开展，共调查近2万人，应答率为83%。第二次重复调查在2013年8月至2014年9月展开，完成25 000人，应答率为75%。第一次重复调查的调查点全部入选第二次重复调查，同时每个地区再随机增加2~3个调查点，从而确保了复查人群的一致性。从调查内容上看，第二次重复调查较前有了极大的扩充。在调查期间，CKB国家项目办公室和牛津国际协作办公室也丰富了质量控制的手段，形成了常规化的质控报告和反馈模式，由呼吸疾病领域和超声领域的专家对专项检查进行质控，问卷调查则专门加入了录音质控。

　　自 2004 年 CKB 项目启动以来，项目样本库从无到有、由小渐大，一步步伴随着项目的不断拓展而逐渐壮大。经过项目先期开展的基线调查、第一次重复调查和第二次重复调查，CKB 项目样本库储存的生物样本种类不断丰富，样本的采集提取、冷链运输、低温存储和规范管理水平日益完善。作为世界上生物样本存储规模居于领先地位的样本库，CKB 项目样本库存储着项目 51 万余人的基线调查和两次重复调查的全部样本，目前库存包括生物样本 1.7 万余盒、DNA 样本 0.45 万余盒、异地存储样本 1.1 万余盒，总生物样本存储规模达到 3.3 万余盒。回顾 CKB 项目样本库的发展历程，样本库质量安全管理体系日益完善，综合管理水平稳步提高。建库以来，样本库严格按照样本储存空间、温度、电源、网络、报警、监控等各项标准进行基础部署，保证了样本的安全储存。基于此，CKB 项目专门开发了《生物样本计算机管理系统》，实现样本存储管理的全程电子化；考虑到样本的储存设备和存储环境，CKB 项目配套制定了《生物样本库安全实施细则》《实验室生物样本管理标准操作手册》《超低温冰箱计划性维护方案》以及《冰箱报警测试及处理办法》等一整套标准和管理措施。同

时，搭建了温度监测系统、电话报警系统、中控监控系统和人
工定时温度记录制度，实时对每台样本存储设备温度的变化进
行记录和监控，建立突发情况应急处理预案，保证样本存储安
全始终处于合理可控范围，从而实现样本安全存储和质量管
控。目前，CKB 项目样本库联合拥有 ISO9001 质量管理体系
的国家心血管病中心心血管生物样本资源中心，整合 CKB 项
目生物样本综合管理方面的先进经验与对方优势，在原有管理
的基础上，进一步加强样本库区基础设施建设，扩大样本存储
规模，依托生物资源中心的中央控制系统、光电烟雾探测系
统、红外入侵探测系统等系统，超低温样本存储设备增至 34
台 -80℃超低温冰箱和 10 台液氮罐，总体生物样本存储规模可
达 3.8 万余盒（图 3-11）。至此，CKB 项目的样本安全存储和
综合管理迈入一个新的水平。

　　2004 ～ 2008 年，CKB 项目完成了 51 万余人的基线调
查，2008 年和 2013 ～ 2014 年分别完成了两次各 5% 队列人群
随机抽样的重复调查。这其中的投入，实非言语可以形容。作
为 CKB 项目中方总负责人，李立明教授不仅参与了项目研究
设计、现场选择、质量控制、发病和死亡监测系统的建立及质
量控制，还参加了基线调查、两次随访调查的现场工作。为
了 CKB 项目长远发展，李立明教授积极寻求经费支持与政策
支持。项目先后获得了香港 Kadoorie 基金会、英国 Wellcome

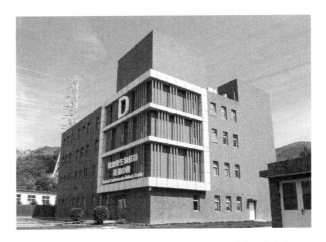

**图 3-11　CKB 项目样本库，暨国家心血管病中心
心血管生物样本资源中心（北京）**

Trust 基金会资助，并于 2012 年获得科技部"十二五"科技支撑计划课题支持，课题时间为 2012—2014 年，经费总计 1013 万，从国家层面确立了 CKB 项目的学术地位。2013 年，李立明教授将理论转化为实践，主持了《环境与遗传因素及其交互作用对冠心病和缺血性脑卒中影响的超大型队列研究》。这一项目获得国家自然科学基金重大项目资助，资助金额高达 1800 万，同时这也是国家自然科学基金委员会自组建后设立的第一个公共卫生领域的重大疾病研究项目，其在专业领域内的旗帜性不言而喻（图 3-12）。该项目基于中国慢性病前瞻性研究，共分为四个子课题：基于中国超大型队列的冠心病和缺血性脑卒中及其危险因素的长期趋势和病因学研究；基于中国超大型

队列的冠心病和缺血性脑卒中遗传易感性研究；基于中国超大型队列的冠心病表观遗传学研究和基于中国超大型队列的冠心病和缺血性脑卒中发病风险预测研究。该项目将传统的宏观流行病学与微观的基因组学相结合，尝试构建适用于中国人群的心脑血管疾病风险预测模型，并为制定国家防治策略与措施、更新疾病防治指南、更有效地识别高危人群，提供高质量的病因学证据。

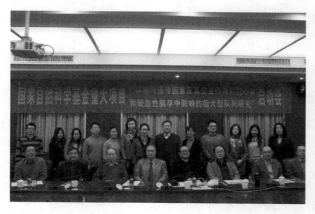

图 3-12 李立明教授于 2013 年 12 月参加国家自然科学基金重大项目启动会

三、中国慢性病前瞻性研究建设与收获

CKB 项目从 2004 年发展到今天，开展了包括基线调查、第一次重复调查和第二次重复调查在内的三次大规模调查活

动，涉及调查对象 51 万人，建立了庞大的基础健康数据库和生物样本库，获得了众多宝贵的经验和丰硕的成果。该项目无论从调查规模、研究内容还是项目管理，均处于国际领先地位。李立明教授的魅力来自于他对学术的渴求和坚持，他一直认为项目的发展和维持离不开所有项目参与者的成长。所以，CKB 项目不仅建立了高质量的成人数据库和生物样本库，还建立了一整套完善的项目管理体系和现场技术操作规范，拥有一支高效而专业的研究团队。与此同时，CKB 项目充分利用国际合作的优势资源及国内外相关研究领域成果，根据各项目区域的特点，积极组织开展了各种工作培训班、项目工作年会、国际研讨会以及国际学术交流访问等活动（图 3-13）。2010 年 CKB 项目二期开始后，项目每年选派一批项目人员赴

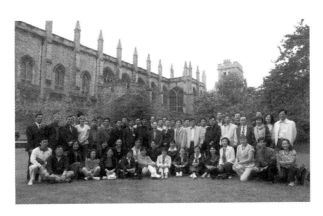

图 3-13 李立明教授于 2007 年 8 月
在英国牛津大学参加 CKB 项目年度协作会议

英国牛津大学临床试验与流行病学研究中心进行为期六个月的
学术交流访问和不定期学术交流。这一系列数量丰富、类型多
样、规模庞大的学术交流与文化培训活动，极大地拓展和提高
了 CKB 项目人员的学术视野和整体科研水平，项目工作得到
了各级政府和领导的亲切关怀和高度赞扬，保证了项目工作的
顺利进行和可持续发展。

　　CKB 项目获取了大量宝贵的基础数据，如何充分挖掘和
有效利用项目数据成为项目的一项重要工作内容。为此，CKB
国家项目办曾下发项目所有基线数据及配套文件，要求各省
（市）级指导办、地区项目办积极分析利用本地数据。同时，
鉴于当前各项目办工作人员数据综合分析和论文写作能力有待
提高的现状，CKB 国家项目办多次组织举办数据论文撰写培
训班（图 3-14），旨在鼓励和帮助项目办人员更好地利用和分
析项目现有数据，进一步提高项目人员论文写作能力，加快科
研成果产出。近年来，CKB 项目陆续在国际高水平医学杂志
发表人群健康风险研究论文，包括新英格兰医学杂志、柳叶刀
杂志、美国医学会杂志和英国医学杂志等，在国内外产生了重
大的影响。至今，CKB 项目共发表学术论著 40 余篇，学术专
著 2 本。作为一项规模与内容都极为巨大的研究项目，CKB 项
目的数据将按照一定的程序，逐步对外开放。经过筹备，目前
CKB 网站数据共享平台已经上线，CKB 项目基线调查数据也

已优先对中国的科研人员开放申请。数据准入计划的推行可以
使更多的研究人员参与和利用 CKB 项目的研究资源。

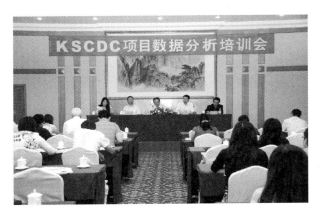

图 3-14　李立明教授于 2011 年 8 月
主持 CKB 项目数据分析培训会议

四、中国慢性病前瞻性研究展望

启动 CKB 项目需要极大魄力，它的建立填补了我国人群
重大慢性病纵向研究方面的空白，并为提供中国人群独特的基
础数据和组建研究团队打下坚实的基础，也为经济社会转型期
社会人群健康状况的发展与变化、疾病谱的改变以及影响因素
研究提供了宝贵的人群现场。中国慢性病前瞻性研究自 2004
年开展以来，已经走过了十二个春秋。未来随着 CKB 项目的
高速发展，将继续产出大量高质量的研究结果，提供我国人群

慢性病病因和危险因素的科学证据，进而为制定符合国情的慢性病防控对策、修订我国的慢性病防治指南提供科学证据。CKB 项目对指导我国的慢性病防治工作具有划时代的理论与实践意义。李立明教授以他深远的战略眼光为国内该领域的研究建立了一座宝库，他是 CKB 项目所有成就的基石。

综上，李立明教授在该领域内共编写著作 3 部，发表论文 136 篇，其中核心期刊 52 篇、SCI 60 篇，累计影响因子 397.286，共被引用 522 次。以第一作者或通讯/责任作者发表论文 62 篇，其中核心期刊 34 篇、SCI 16 篇，累计影响因子 351.541，共被引用 433 次。

附录三

获奖情况

1. 2009 年《双生子人群流行病学研究》获"中华预防医学会科学技术奖"二等奖

2．2009 年《双生子人群流行病学研究》获"北京市科学
　　技术奖"三等奖

发表论文

1．**李立明**．儿童血压的研究 [J]．预防医学情报，1986
　　（02）：115-117．

2．**李立明**．儿童血压的纵向研究 [J]．中华流行病学杂志，
　　1987（1）．

3．**李立明**，曹家琪，王砚英，陆敏．儿童血压的追踪研
　　究 [J]．北京医科大学学报，1989，21（04）：297-299．

4．**李立明**，曹家琪，王砚英．儿童血压的轨迹现象研究
　　[J]．中华预防医学杂志，1990，24（1）：16-18．

5．**Li L**，Wang Y，Cao W，Xu F，Cao J. Longitudinal
　　studies of blood pressure in children[J]. Asia Pac J Public
　　Health，1995，8（2）：130-133．

6．谢韦克，**李立明**．儿童血压轨迹现象两种研究方法的
　　比较 [J]．北京医科大学学报，1995（06）：476-477．

7．**李立明**，赵显峰．高血压的流行病学纵向研究 [J]．中
　　国慢性病预防与控制，1996（03）：133-137．

8．庄勋，**李立明**．胆石症危险因素的流行病学研究 [J]．

中华流行病学杂志，1999，20（03）：54-56.

9. 庄勋，**李立明**. 江苏省太仓市胆囊结石危险因素病例对照研究 [J]. 中华消化杂志，1999，19（05）：61-63.

10. 庄勋，李静，**李立明**，顾宏亮. 太仓市主要慢性非传染性疾病及其危险因素分析 [J]. 上海预防医学杂志，1999（05）：204-205.

11. 庄勋，**李立明**. 我国慢性非传染性疾病的流行病学研究 [J]. 上海预防医学杂志，1999（01）：34-36.

12. 胡传峰，**李立明**，陆美琪，李洪卫，刘家彬，申涛，白智勇，周长月，时君玲，陈静. 2 型糖尿病危险因素的非条件 Logistic 回归分析 [J]. 中国慢性病预防与控制，2000，8（04）：162-164.

13. 胡传峰，**李立明**. 2 型糖尿病相关因素流行病学研究进展 [J]. 江苏预防医学，2000（03）：79-81.

14. 刘爱萍，詹思延，**李立明**. 低密度脂蛋白受体基因多态性与血脂、肥胖及高血压的关系 [J]. 中华流行病学杂志，2000，21（06）：60-62.

15. 庄勋，**李立明**. 太仓农村地区女性胆囊结石危险因素病例对照研究 [J]. 中华流行病学杂志，2000，21（01）：45-48.

16. 胡传峰，**李立明**，李洪卫，陆美琪，白智泳. 徐州市

2 型糖尿病危险因素的 Logistic 回归分析 [J]. 疾病控制杂志，2000，4（03）：210-212.

17. 胡传峰，**李立明**，李洪卫，陆美琪，刘家彬，申涛，白智勇，周长月，拾君玲，陈静. 徐州市 2 型糖尿病危险因素的病例对照研究 [J]. 中国全科医学，2000，3（03）：203-206.

18. 胡传峰，**李立明**. 2 型糖尿病体质因素流行病学研究进展 [J]. 中国糖尿病杂志，2001，9（01）：53-55.

19. 胡传峰，**李立明**. 2 型糖尿病危险因素研究进展 [J]. 中国全科医学，2001，4（04）：253-255.

20. 胡传峰，**李立明**，陆美琪，白智勇，刘家彬. 2 型糖尿病与心理因素的病例对照研究 [J]. 中国心理卫生杂志，2001，15（02）：114-116.

21. 刘爱萍，詹思延，**李立明**. 低密度脂蛋白受体基因多态性与高脂血症的关系 [J]. 中华流行病学杂志，2001，22（01）：30-33.

22. 胡传峰，**李立明**，刘家彬，白智勇，拾君玲. 膳食因素与 2 型糖尿病关系的 logistic 回归分析 [J]. 预防医学情报杂志，2001，17（03）：129-130.

23. Yang H，Li X，Cao W，Lu J，Wang T，Zhan S，Hu Y，**Li L**. Chinese National Twin Registry as a Resource for

Genetic Epidemiologic Studies of Common and Complex Diseases in China[J]. Twin Research，2002，5（5）：347-351.

24．尹香君，**李立明**，项新华．同型半胱氨酸和心血管疾病的流行病学研究进展 [J]. 中华预防医学杂志，2002，36（02）：52-54.

25．吕筠，詹思延，秦颖，李群娜，郭晓霞，曹卫华，逄增昌，薄涛，胡永华，**李立明**，刘雅诚，霍振义，梁国栋．流行病学研究中的双生子卵性鉴定 [J]. 北京大学学报（医学版），2003，35（02）：212-214.

26．任涛，吴顶峰，胡永华，曹卫华，詹思延，吕筠，秦颖，吴涛，**李立明**．双生子人群的代谢综合征相关指标的遗传度分析 [J]. 中国慢性病预防与控制，2003，11（01）：13-15.

27．吕筠，**李立明**．双生子研究在慢性心血管疾病及其危险因素领域中的进展 [J]. 中华流行病学杂志，2003，24（02）：73-75.

28．吕筠，**李立明**．双生子研究中二分结局变量的统计分析方法 [J]. 中华流行病学杂志，2003，24（01）：64-67.

29．李群娜，詹思延，吕筠，秦颖，郭晓霞，何平平，曹卫华，胡永华，**李立明**. 双生子胰岛素敏感性的遗传度估计 [J]. 北京大学学报（医学版），2003，35（06）：591-595.

30. 李群娜，詹思延，吕筠，秦颖，郭晓霞，曹卫华，胡永华，**李立明**. 双生子人群 β3AR Trp64Arg 基因多态性与胰岛素敏感性的关系 [J]. 北京大学学报（医学版），2004，36（05）：505-509.

31. 黄爱群，胡永华，徐波，詹思延，吕筠，秦颖，曹卫华，**李立明**. LPL 基因 S447X 突变对中心性肥胖与血脂关系影响的双生子研究 [J]. 首都医科大学学报，2005，26（06）：645-651.

32. 周蕾，**李立明**，吕筠，逄增昌，胡永华，詹思延，汪韶洁，曹卫华. 青岛地区 1987~2002 年双生子出生分布调查 [J]. 中国计划生育学杂志，2005，13（06）：360-362.

33. 高文静，**李立明**，曹卫华，吕筠，秦颖，陈伟健，陈荣富，胡永华. 双生子人群 apoA Ⅰ 和 apoB100 水平及遗传度分析 [J]. 北京大学学报（医学版），2005，37（05）：489-493.

34. 黄爱群，胡永华，徐波，詹思延，吕筠，秦颖，曹卫华，**李立明**. 双生子中脂蛋白脂酶基因 S447X 突变与血脂、血压的关联和连锁分析 [J]. 北京大学学报（医学版），2005，37（06）：585-590.

35. **Li L**，Gao W，Lv J，Cao W，Zhan S，Yang H，Hu Y. Current Status of the Chinese National Twin Registry[J]. Twin Research and Human Genetics，2006，9（6）：747-752.

36. Gao W，**Li L**，Cao W，Zhan S，Lv J，Qin Y，Pang Z，Wang S，Chen W，Chen R，Hu Y. Determination of Zygosity by Questionnaire and Physical Features Comparison in Chinese Adult Twins[J]. Twin Research and Human Genetics，2006，9（2）：266-271.

37. Lessov-Schlaggar CN，Pang Z，Swan GE，Guo Q，Wang S，Cao W，Unger JB，Johnson CA，**Lee L**. Heritability of cigarette smoking and alcohol use in Chinese male twins：the Qingdao twin registry[J]. International Journal of Epidemiology，2006，35（5）：1278-1285.

38. Huang AQ，Hu YH，Zhan SY，Xu B，Pang ZC，Cao WH，Lu J，Qin Y，**Lee LM**. Lipoprotein lipase gene S447X polymorphism modulates the relation between central obesity and serum lipids，a twin study[J].

International Journal of Obesity，2006，30（12）：1693-1701.

39. Pang Z，Ning F，Unger J，Johnson CA，Wang S，Guo Q，Cao W，**Lee L**. The Qingdao Twin Registry：A Focus on Chronic Disease Research[J]. Twin Research and Human Genetics，2006，9（6）：758-762.

40. 纪文艳，胡永华，黄悦勤，曹卫华，吕筠，秦颖，逄增昌，汪韶洁，**李立明**. 人格障碍遗传度双生子研究[J]. 中华流行病学杂志，2006，27（02）：137-141.

41. **李立明**，高文静，吕筠，曹卫华，詹思延，杨慧英，胡永华. 中国双生子登记系统进展 [J]. 中华医学遗传学杂志，2006，23（05）：581-584.

42. 周蕾，曹卫华，逄增昌，汪韶洁，吕筠，胡永华，谭吉宾，**李立明**. 青岛地区双生子出生影响因素的病例对照研究 [J]. 北京大学学报（医学版），2007，39（02）：197-199.

43. 高文静，陈荣富，胡永华，**李立明**，曹卫华，詹思延，吕筠，秦颖，逄增昌，汪韶洁，陈卫健. 问卷法和相似法在双生子卵性鉴定中的准确性评价 [Z]. 桂林：2007，30-31.

44. 黄爱群，胡永华，詹思延，吕筠，秦颖，曹卫华，**李**

立明. 中国成年人双生子中脂蛋白酯酶基因多态性位点单体型与血脂关联分析 [J]. 中华流行病学杂志，2007，28（6）：523-527.

45. Ji WY，Hu YH，Huang YQ，Cao WH，Lu J，Qin Y，Peng ZC，Wang SJ，**Lee LM**. A genetic epidemiologic study of social support in a Chinese sample[J]. Twin Res Hum Genet，2008，11（1）：55-62.

46. Guo Y，Xiao P，Lei S，Deng F，Xiao GG，Liu Y，Chen X，**Li L**，Wu S，Chen Y，Jiang H，Tan L，Xie J，Zhu X，Liang S，Deng H. How is mRNA expression predictive for protein expression? A correlation study on human circulating monocytes[J]. Acta Biochim Biophys Sin（Shanghai），2008，40（5）：426-436.

47. 孙晓东，吕筠，**李立明**. 慢性病的主要危险因素流行水平及其预防策略的发展 [J]. 中国慢性病预防与控制，2008，16（05）：538-540.

48. Wu T，Snieder H，**Li L**，Cao W，Zhan S，Lv J，Gao W，Wang X，Ding X，Hu Y. Genetic and environmental influences on blood pressure and body mass index in Han Chinese：a twin study[J]. Hypertension Research，2010，34（2）：173-179.

49. Lee J，Chen L，Snieder H，Chen DF，**Lee LM**，Liu GF，Wu T，Tang X，Zhan SY，Cao WH，Lv J，Gao WJ，Hu YH. Heritability of Obesity-related Phenotypes and Association with Adiponectin Gene Polymorphisms in the Chinese National Twin Registry[J]. Annals of Human Genetics，2010，74（2）：146-154.

50. Gao W，**Li L**，Cao W，Zhan S，Zhao Y，Wang H，Hu Y. Physical Features Observation：Is it Repeatable in Zygosity Determination of Chinese Adult Twins?[J]. Twin Research and Human Genetics，2010，13（01）：96-100.

51. 高文静，**李立明**. 澳大利亚双生子登记系统概述 [J]. 中华流行病学杂志，2010，31（6）：700-702.

52. 宁艳，纪文艳，胡永华，黄悦勤，曹卫华，吕筠，秦颖，逄增昌，汪韶洁，**李立明**. 成年双生子人群综合健康状况的隶属度模型分析 [J]. 中华疾病控制杂志，2010，14（2）：91-94.

53. **李立明**，胡永华，曹卫华，詹思延，逄增昌，陈卫建，吕筠，高文静，汪韶洁，陈荣富，鲁桂根，陈映文，焦淑芳. 双生子人群流行病学研究 [J]. 中国预防医学杂志，2010（01）：8-10.

54. 高文静，**李立明**，曹卫华，詹思延，吕筠，逄增昌，陈卫健，汪韶洁，陈荣富，胡永华. 遗传和环境对于男性开始吸烟影响的双生子研究 [J]. 北京大学学报（医学版），2010，42（03）：284-287.

55. Chen Z, Chen J, Collins R, Guo Y, Peto R, Wu F, **Li L**. China Kadoorie Biobank of 0.5 million people：survey methods，baseline characteristics and long-term follow-up[J]. International Journal of Epidemiology，2011，40（6）：1652-1666.

56. Fushimi K，Long C，Jayaram N，Chen X，**Li L**，Wu JY. Expression of human FUS/TLS in yeast leads to protein aggregation and cytotoxicity，recapitulating key features of FUS proteinopathy[J]. Protein & Cell，2011，2（2）：141-149.

57. Unger JB，Lessov-Schlaggar CN，Pang Z，Guo Q，Ning F，Gallaher P，**Lee L**，Cao W，Conti D，Johnson CA. Heritability of Smoking，Alcohol Use，and Psychological Characteristics Among Adolescent Twins in Qingdao，China[J]. Asia-Pacific Journal of Public Health，2011，23（4）：568-580.

58. 高文静，**李立明**，曹卫华，詹思延，吕筠，逄增昌，陈卫健，汪韶洁，陈荣富，胡永华. 共同抚养和分开抚养的双生子血压、肥胖及吸烟、饮酒行为比较分析 [J]. 北京大学学报（医学版），2011，43（03）：329-332.

59. 方向华，王淳秀，梅利平，刘敏，吉训明，**李立明**. 脑卒中流行病学研究进展 [J]. 中华流行病学杂志，2011，32（9）：847-853.

60. **Li L**，Guo Y，Chen Z，Chen J，Peto R. Epidemiology and the control of disease in China，with emphasis on the Chinese Biobank Study[J]. Public Health，2012，126（3）：210-213.

61. **Li L**，Guo Y，Chen Z，Chen J，Peto R. Epidemiology and the control of disease in China，with emphasis on the Chinese Biobank Study[J]. Public Health，2012，126（3）：210-213.

62. Lewington S，**Li L**，Sherliker P，Guo Y，Millwood I，Bian Z，Whitlock G，Yang L，Collins R，Chen J，Wu X，Wang S，Hu Y，Jiang L，Yang L，Lacey B，Peto R，Chen Z. Seasonal variation in blood pressure and its relationship with outdoor temperature in 10 diverse regions of China[J]. Journal of Hypertension，2012，30

（7）：1383-1391.

63. Zhang T，Gao W，Cao W，Zhan S，Lv J，Pang Z，Wang S，Chen R，Hu Y，**Li L**. The Genetic Correlation Between Cigarette Smoking and Alcohol Drinking Among Chinese Adult Male Twins：An Ordinal Bivariate Genetic Analysis[J]. Twin Research and Human Genetics，2012，15（04）：483-490.

64. **李立明**，高文静，胡永华，曹卫华，詹思延，吕筠，余灿清. 方兴未艾的双生子研究 [J]. 北京大学学报（医学版），2012，44（3）：331-333.

65. 张冉，高文静，**李立明**，吕筠，余灿清，詹思延，胡永华，逄正昌，曹卫华. 利用结构方程模型计算双生子一侧优势功能特征的遗传度 [J]. 中华疾病控制杂志，2012，16（07）：625-628.

66. **李立明**，吕筠，郭彧，Collins Rory，陈君石，Peto Richard，吴凡，陈铮鸣. 中国慢性病前瞻性研究：研究方法和调查对象的基线特征 [J]. 中华流行病学杂志，2012，33（3）：249-255.

67. Millwood IY，Smith M，Guo Y，Yang L，Bian Z，Lewington S，Whitlock G，Sherliker P，Collins R，Chen J，Peto R，Wang H，Xu J，He J，Yu M，Liu H，

Chen Z, **Li L**, Wu F, Lancaster G, Yang X, Williams A, Chang Y, Chen Y, Zhang Q, Zhao G, Wu L, Hou C, Pang Z, Wang S, Zhang Y, Zhang K, Liu S, Zhao Z, Feng W, Wu S, Han H, He H, Pan X, Wang H, Hao X, Chen C, Lin S, Hu X, Zhou M, Wu M, Wang Y, Hu Y, Ma L, Zhou R, Xu G, Dong B, Chen N, Huang Y, Li M, Meng J, Gan Z, Liu Y, Wu X, Zhang N, Luo G, Que X, Chen X, Ge P, Ren X, Zhang H, Mao E, Li G, Li Z, Liu G, Zhu B, Zhou G, Feng S, Gao Y, He T, Jiang L, Qin J, Sun H, Liu L, Yu M, Hu Z, Hu J, Qian Y, Wu Z, Chen L, Liu W, Long X, Xiong Y, Tan Z, Xie X, Peng Y. Alcohol consumption in 0.5 million people from 10 diverse regions of China: prevalence, patterns and socio-demographic and health-related correlates[J]. International Journal of Epidemiology, 2013, 42 (3): 816-827.

68. Mezuk B, Chen Y, Yu C, Guo Y, Bian Z, Collins R, Chen J, Pang Z, Wang H, Peto R, Que X, Zhang H, Tan Z, Kendler KS, **Li L**, Chen Z. Depression, anxiety, and prevalent diabetes in the Chinese

population: Findings from the China Kadoorie Biobank of 0.5million people[J]. Journal of Psychosomatic Research, 2013, 75 (6): 511-517.

69. Zhang Q, **Li L**, Smith M, Guo Y, Whitlock G, Bian Z, Kurmi O, Collins R, Chen J, Lv S, Pang Z, Chen C, Chen N, Xiong Y, Peto R, Chen AZ. Exhaled carbon monoxide and its associations with smoking, indoor household air pollution and chronic respiratory diseases among 512 000 Chinese adults[J]. International Journal of Epidemiology, 2013, 42 (5): 1464-1475.

70. Kurmi O, **Li L**, Smith M, Augustyn M, Guo Y, Collins R, Peto R, Chen Z. Geographical variation of prevalence, and under-diagnosis of COPD in urban and rural communities of China: Finding from China Kadoorie Biobank of 0.5 M people[J]. European Respiratory Journal, 2013, 42 (Suppl 57): P935.

71. Du H, Bennett D, **Li L**, Whitlock G, Guo Y, Collins R, Chen J, Bian Z, Hong LS, Feng S, Chen X, Chen L, Zhou R, Mao E, Peto R, Chen Z. Physical activity and sedentary leisure time and their associations with BMI, waist circumference, and percentage body fat in

0.5 million adults：the China Kadoorie Biobank study[J]. American Journal of Clinical Nutrition，2013，97（3）：487-496.

72．Smith M，**Li L**，Kurmi O，Augustyn M，Guo Y，Collins R，Peto R，Chen Z. Prevalence and determinants of COPD in 320，000 never smokers in China：Results from the China Kadoorie Biobank study[J]. European Respiratory Journal，2013，42（Suppl 57）：P1551.

73．**Li L**，Gao W，Yu C，Lv J，Cao W，Zhan S，Wang S，Wu C，Hu Y. The Chinese National Twin Registry：An Update[J]. Twin Research and Human Genetics，2013，16（01）：86-90.

74．孙点剑一，吕筠，**李立明**. 流行病学超大规模队列研究——开启 21 世纪人类复杂性疾病病因研究的钥匙[J]. 中华疾病控制杂志，2013，17（1）：66-71.

75．陶然，苏健，周金意，杨婕，武鸣，胡一河，周仁仙，杨玲，杜怀东，陈铮鸣，**李立明**，郭彧. 苏州市成年人饮酒行为与高血压患病关系的研究 [J]. 中华高血压杂志，2013（12）：1200.

76．张正姬，张秋莉，胡一河，杜怀东，Sarah Lewington，郭彧，Paul Sherliker，卞铮，陈铮鸣，**李立明**. 苏州市成年社区人群血压季节性变化以及影响因素的流行病学研究 [J]. 中华高血压杂志，2013（09）：800.

77. Bragg F, **Li L**, Smith M, Guo Y, Chen Y, Millwood I, Bian Z, Walters R, Chen J, Yang L, Collins R, Peto R, Lu Y, Yu B, Xie X, Lei Y, Luo G, Chen Z. Associations of blood glucose and prevalent diabetes with risk of cardiovascular disease in 500 000 adult Chinese：the China Kadoorie Biobank[J]. Diabetic Medicine，2014，31（5）：540-551.

78. Du H, **Li L**, Millwood I, Bragg F, Yang L, Chen Y, Guo Y, Bian Z, Chen J, Collins R, Others. Blood glucose levels at baseline and incidence of type 2 diabetes：a prospective cohort study of 0.5 million adults in the China Kadoorie Biobank[Z].SPRINGER 233 SPRING ST，NEW YORK，NY 10013 USA，2014S121.

79. Bennett D, **Li L**, Millwood I, Walters R, Guo Y, Bian Z, Collins R, Parish S, Clarke R, Chen Z. Mthfr c677t genotype is not associated with ischaemic heart disease and stroke in a large prospective study in china[Z]. OXFORD UNIV PRESS GREAT CLARENDON ST，

OXFORD OX2 6DP，ENGLAND，201452.

80. Du H，**Li L**，Whitlock G，Bennett D，Guo Y，Bian Z，Chen J，Sherliker P，Huang Y，Zhang N，Zheng X，Li Z，Hu R，Collins R，Peto R，Chen Z. Patterns and socio-demographic correlates of domain-specific physical activities and their associations with adiposity in the China Kadoorie Biobank study[J]. BMC Public Health，2014，14（1）：826.

81. Smith M，**Li L**，Augustyn M，Kurmi O，Chen J，Collins R，Guo Y，Han Y，Qin J，Xu G，Wang J，Bian Z，Zhou G，Peto R，Chen Z. Prevalence and correlates of airflow obstruction in 317 000 never-smokers in China[J]. European Respiratory Journal，2014，44（1）：66-77.

82. Kurmi OP，**Li L**，Smith M，Augustyn M，Chen J，Collins R，Guo Y，Han Y，Qin J，Xu G，Wang J，Bian Z，Zhou G，Davis K，Peto R，Chen Z. Regional variations in the prevalence and misdiagnosis of air flow obstruction in China：baseline results from a prospective cohort of the China Kadoorie Biobank（CKB）[J]. BMJ Open Respiratory Research，2014，1（1）：e25.

83. Su D, Du H, Zhang X, Qian Y, Chen L, Chen Y, Guo Y, Bian Z, Chen Z, **Li L**, Yu M. Season and outdoor temperature in relation to detection and control of hypertension in a large rural Chinese population[J]. International Journal of Epidemiology, 2014, 43 (6): 1835-1845.

84. Chang SC, Chang PY, Butler B, Goldstein BY, Mu L, Cai L, You NC, Baecker A, Yu SZ, Heber D, Lu QY, **Li L**, Greenland S, Zhang ZF. Single nucleotide polymorphisms of one-carbon metabolism and cancers of the esophagus, stomach, and liver in a Chinese population[J]. PLoS One, 2014, 9 (10): e109235.

85. Sun D, Lv J, Chen W, Li S, Guo Y, Bian Z, Yu C, Zhou H, Tan Y, Chen J, Chen Z, **Li L**. Spicy food consumption is associated with adiposity measures among half a million Chinese people: the China Kadoorie Biobank study[J]. BMC Public Health, 2014, 14 (1): 1293.

86. Lewington S, **Li L**, Murugasen S, Hong L, Yang L, Guo Y, Bian Z, Collins R, Chen J, He H, Wu M, He T, Ren X, Meng J, Peto R, Chen Z. Temporal

trends of main reproductive characteristics in ten urban and rural regions of China: the China Kadoorie Biobank study of 300 000 women[J]. International Journal of Epidemiology, 2014, 43（4）: 1252-1262.

87. Lewington S, **Li L**, Clarke R, Kong XL, Guo Y, Collins R, Bian Z, Peto R, Chen Z. The burden of hypertension in china in the 21st century: findings from the china kadoorie biobank study of 0.5 million chinese adults[Z].OXFORD UNIV PRESS GREAT CLARENDON ST, OXFORD OX2 6DP, ENGLAND, 2014914.

88. Chen Y, **Li L**, Zhang Q, Clarke R, Chen J, Guo Y, Bian Z, Pan X, Peto R, Tao R, Shi K, Collins R, Ma L, Sun H, Chen Z. Use of drug treatment for secondary prevention of cardiovascular disease in urban and rural communities of China: China Kadoorie Biobank Study of 0.5million people[J]. International Journal of Cardiology, 2014, 172（1）: 88-95.

89. 熊玮仪，吕筠，郭彧，**李立明**. 大型前瞻性队列研究实施现况及其特点 [J]. 中华流行病学杂志, 2014, 35（1）: 93-96.

90. 廖春晓，高文静，**李立明**. 代谢组学在心血管流行病学研究中的应用 [J]. 中华流行病学杂志，2014（5）：610-612.

91. 兰丰铃，王胜锋，曹卫华，**李立明**. 慢性阻塞性肺疾病危险因素流行病学研究新进展 [J]. 中华疾病控制杂志，2014，18（10）：998-1002.

92. 张凤，高文静，余灿清，吕筠，王胜锋，詹思延，胡永华，逄增昌，陈卫健，汪韶洁，陈荣富，曹卫华，**李立明**. 青岛和丽水地区双生子研究：体育活动和静坐行为的遗传度 [J]. 中华流行病学杂志，2014（6）：630-634.

93. 王波，吕筠，**李立明**. 生物医学大数据：现状与展望 [J]. 中华流行病学杂志，2014（6）：617-620.

94. 孙孪孪，余灿清，吕筠，曹卫华，逄增昌，陈卫建，汪韶洁，陈荣富，高文静，**李立明**. 双生子人群中指纹与成年期体型指标间的关联性研究 [J]. 中华流行病学杂志，2014，35（1）：22-26.

95. 陶然，杜怀东，周金意，苏健，杨婕，胡一河，马良才，周仁仙，卞铮，郭彧，陈铮鸣，**李立明**，武鸣. 苏州市成年人身体测量指标与糖尿病患病关系的研究 [J]. 中华流行病学杂志，2014，35（12）：1337-1342.

96. 高文静，**李立明**. 以分开抚养双生子为基础的研究进展 [J]. 中华医学遗传学杂志，2014，31（3）：327-329.

97. 吕筠，郭彧，卞铮，余灿清，王铮，周汇燕，谭云龙，陈君石，陈铮鸣，**李立明**. 中国慢性病前瞻性研究：10 个项目地区人群饮酒行为特征差异的分析 [J]. 中华流行病学杂志，2014，35（8）：875-881.

98. 郭彧，孙李李，谭云龙，**李立明**. 中国慢性病前瞻性研究的标准化生物银行建设 [J]. 转化医学杂志，2014，3（6）：321-326.

99. Chen X，Du H，Zhang J，Chen X，Luo G，Que X，Zhang N，Bian Z，Guo Y，**Li L**，Chen Z，Wu X. Adiposity and blood pressure among 55 000 relatively lean rural adults in southwest of China[J]. J Hum Hypertens，2015，29（9）：522-529.

100. Liao C，Gao W，Cao W，Lv J，Yu C，Wang S，Zhou B，Pang Z，Cong L，Wang H，Wu X，**Li L**. Associations of Body Composition Measurements with Serum Lipid，Glucose and Insulin Profile：A Chinese Twin Study[J]. PLOS ONE，2015，10（11）：e140595.

101. Chen Z, Smith M, Du H, Guo Y, Clarke R, Bian Z, Collins R, Chen J, Qian Y, Wang X, Chen X, Tian X, Wang X, Peto R, **Li L**. Blood pressure in relation to general and central adiposity among 500 000 adult Chinese men and women[J]. International Journal of Epidemiology, 2015, 44 (4): 1305-1319.

102. Lv J, Qi L, Yu C, Yang L, Guo Y, Chen Y, Bian Z, Sun D, Du J, Ge P, Tang Z, Hou W, Li Y, Chen J, Chen Z, **Li L**. Consumption of spicy foods and total and cause specific mortality: population based cohort study[J]. BMJ, 2015, 351: h3942.

103. Chen Z, Peto R, Zhou M, Iona A, Smith M, Yang L, Guo Y, Chen Y, Bian Z, Lancaster G, Sherliker P, Pang S, Wang H, Su H, Wu M, Wu X, Chen J, Collins R, **Li L**. Contrasting male and female trends in tobacco-attributed mortality in China: evidence from successive nationwide prospective cohort studies[J]. The Lancet, 2015, 386 (10002): 1447-1456.

104. Chen Z, **Li L**, Wang J, Kurmi O, Millwood I, Chen J, Collins R, Guo Y, Bian Z, Li J, Chen B, Xie K, Jia W, Gao Y, Peto R. COPD and its association with smoking

in the Mainland China: a cross-sectional analysis of 0.5 million men and women from ten diverse areas[J]. International Journal of Chronic Obstructive Pulmonary Disease, 2015, 10: 655.

105. Wang B, Gao W, Yu C, Cao W, Lv J, Wang S, Pang Z, Cong L, Wang H, Wu X, Li L. Determination of Zygosity in Adult Chinese Twins Using the 450K Methylation Array versus Questionnaire Data[J]. PLOS ONE, 2015, 10 (4): e123992.

106. Chen Z, Peto R, Iona A, Guo Y, Chen Y, Bian Z, Yang L, Zhang W, Lu F, Chen J, Collins R, Li L. Emerging tobacco-related cancer risks in China: A nationwide, prospective study of 0.5 million adults[J]. Cancer, 2015, 121 (S17): 3097-3106.

107. Lv J, Qi L, Yu C, Guo Y, Bian Z, Chen Y, Yang L, Shen J, Wang S, Li M, Liu Y, Zhang L, Chen J, Chen Z, Li L. Gallstone Disease and the Risk of Ischemic Heart Disease Significance[J]. Arteriosclerosis, Thrombosis, and Vascular Biology, 2015, 35 (10): 2232-2237.

108. Lv J, Chen W, Sun D, Li S, Millwood IY, Smith

M，Guo Y，Bian Z，Yu C，Zhou H，Tan Y，Chen J，Chen Z，**Li L**. Gender-Specific Association between Tobacco Smoking and Central Obesity among 0.5 Million Chinese People：The China Kadoorie Biobank Study[J]. PLOS ONE，2015，10（4）：e124586.

109. Liu Q，Yu C，Gao W，Cao W，Lyu J，Wang S，Pang Z，Cong L，Dong Z，Wu F，Wang H，Wu X，Jiang G，Wang B，**Li L**. Genetic and Environmental Effects on Weight，Height，and BMI Under 18 Years in a Chinese Population-Based Twin Sample[J]. Twin Research and Human Genetics，2015，18（05）：571-580.

110. Zhou B，Gao W，Lv J，Yu C，Wang S，Liao C，Pang Z，Cong L，Dong Z，Wu F，Wang H，Wu X，Jiang G，Wang X，Wang B，Cao W，**Li L**. Genetic and Environmental Influences on Obesity-Related Phenotypes in Chinese Twins Reared Apart and Together[J]. Behavior Genetics，2015，45（4）：427-437.

111. Wang B，Liao C，Zhou B，Cao W，Lv J，Yu C，Gao W，**Li L**. Genetic Contribution to the Variance of

Blood Pressure and Heart Rate：A Systematic Review and Meta-Regression of Twin Studies[J]. Twin Research and Human Genetics，2015，18（02）：158-170.

112. Yu C，Shi Z，Lv J，Du H，Qi L，Guo Y，Bian Z，Chang L，Tang X，Jiang Q，Mu H，Pan D，Chen J，Chen Z，**Li L**. Major Dietary Patterns in Relation to General and Central Obesity among Chinese Adults[J]. Nutrients，2015，7（7）：5834-5849.

113. Yang L，**Li L**，Lewington S，Guo Y，Sherliker P，Bian Z，Collins R，Peto R，Liu Y，Yang R，Zhang Y，Li G，Liu S，Chen Z. Outdoor temperature，blood pressure，and cardiovascular disease mortality among 23 000 individuals with diagnosed cardiovascular diseases from China[J]. European Heart Journal，2015，36（19）：1178-1185.

114. Lv J，Yu C，Guo Y，Bian Z，Lewington S，Zhou H，Tan Y，Chen J，Chen Z，**Li L**. The Associations of Month of Birth With Body Mass Index，Waist Circumference，and Leg Length：Findings From the China Kadoorie Biobank of 0.5 Million Adults[J]. Journal of Epidemiology，2015，25（3）：221-230.

115. Gao W，Zhou B，Cao W，Lv J，Yu C，Wang S，Pang Z，Cong L，Dong Z，Wu F，Wang H，Wu X，Jiang G，Wang X，Wang B，**Li L**. Utilizing the Resource of Twins Reared Apart：Their Distribution Across Nine Provinces or Cities of China[J]. Twin Research and Human Genetics，2015，18（02）：210-216.

116. **李立明**，吕筠. 大型前瞻性人群队列研究进展 [J]. 中华流行病学杂志，2015，36（11）：1187-1189.

117. 王碧琦，周斌，高文静，**李立明**. 双生子在表观遗传学研究中的价值 [J]. 中华流行病学杂志，2015，36（4）：402-404.

118. 吴先萍，**李立明**，陈晓芳，罗国金，阙祥三，陈小芳，张宁梅，陈铮鸣，郭彧. 四川省农村地区高血压患病率及相关因素分析 [J]. 中华流行病学杂志，2015，36（11）：1216-1219.

119. 陶然，杜怀东，周金意，苏健，杨婕，胡一河，马良才，周仁仙，卞铮，郭彧，陈铮鸣，**李立明**，武鸣. 苏州市成年人身体测量指标与糖尿病患病关系的研究 [J]. 中华高血压杂志，2015（06）：600.

120. 余灿清，吕筠，陈怡平，郭彧，Sherliker Paul，卞铮，

周汇燕，谭云龙，陈君石，陈铮鸣，**李立明**. 中国 10 地区 30 ~ 79 岁成人广泛性焦虑障碍的相关因素 [J]. 中国心理卫生杂志，2015（08）：581-586.

121. 秦晨曦，余灿清，杜怀东，郭彧，卞铮，吕筠，周汇燕，谭云龙，陈君石，陈铮鸣，**李立明**. 中国 10 个地区成年人食物摄入频率特征差异的分析 [J]. 中华流行病学杂志，2015，36（9）：911-916.

122. 刘青青，余灿清，高文静，曹卫华，吕筠，王胜锋，逄增昌，丛黎明，董忠，吴凡，汪华，吴先萍，王德征，王滨友，**李立明**. 中国 1995-2012 年双生子出生体重变化趋势分析 [J]. 中华流行病学杂志，2015，36（2）：115-118.

123. 周斌，**李立明**，吕筠，余灿清，王胜锋，逄增昌，丛黎明，董忠，吴凡. 中国 9 省（市）成年双生子体重指数遗传度估计 [J]. 中华流行病学杂志，2015，36（4）：299-303.

124. 王醴湘，吕筠，郭彧，卞铮，余灿清，周汇燕，谭云龙，裴培，陈君石，陈铮鸣，**李立明**. 中国慢性病前瞻性研究：10 个项目地区成年人超重 / 肥胖现况分析 [J]. 中华流行病学杂志，2015，36（11）：1190-1194.

125. 兰丰铃，吕筠，郭彧，卞铮，余灿清，周汇燕，谭云龙，裴培，曹卫华，陈君石，陈铮鸣，**李立明**. 中国慢性病前瞻性研究：10 个项目地区成年人肺功能指标水平和气流受限现患率的差异分析 [J]. 中华流行病学杂志，2015，36（11）：1205-1209.

126. 王昕，吕筠，郭彧，卞铮，余灿清，周汇燕，谭云龙，裴培，陈君石，陈铮鸣，**李立明**. 中国慢性病前瞻性研究：10 个项目地区成年人群吸烟行为特征差异分析 [J]. 中华流行病学杂志，2015，36（11）：1200-1204.

127. 李夏，吕筠，郭彧，卞铮，余灿清，周汇燕，谭云龙，裴培，陈君石，陈铮鸣，**李立明**. 中国慢性病前瞻性研究：10 个项目地区成年人群饮茶行为特征差异分析 [J]. 中华流行病学杂志，2015，36（11）：1195-1199.

128. 樊萌语，吕筠，郭彧，卞铮，余灿清，杜怀东，周汇燕，谭云龙，陈君石，陈铮鸣，**李立明**. 中国慢性病前瞻性研究：10 个项目地区成人体力活动和休闲静坐时间特征差异的分析 [J]. 中华流行病学杂志，2015，36（8）：779-785.

129. 余灿清，吕筠，陈怡平，郭彧，Sherliker Paul，卞

铮，周汇燕，谭云龙，陈君石，陈铮鸣，**李立明**.
中国慢性病前瞻性研究：中国 30-79 岁成年人抑郁
发作的地区及人群分布特征 [J]. 中华流行病学杂志，
2015，36（1）：52-56.

130. Gan W，Walters RG，Holmes MV，Bragg F，
Millwood IY，Banasik K，Chen Y，Du H，Iona A，
Mahajan A，Yang L，Bian Z，Guo Y，Clarke RJ，**Li L**，
Mccarthy MI，Chen Z. Evaluation of type 2 diabetes
genetic risk variants in Chinese adults：findings
from 93，000 individuals from the China Kadoorie
Biobank[J]. Diabetologia，2016.

131. Du H，**Li L**，Bennett D，Guo Y，Key TJ，Bian Z，
Sherliker P，Gao H，Chen Y，Yang L，Chen J，Wang S，
Du R，Su H，Collins R，Peto R，Chen Z. Fresh
Fruit Consumption and Major Cardiovascular Disease
in China[J]. New England Journal of Medicine，2016，
374（14）：1332-1343.

132. Millwood IY，Bennett DA，Walters RG，Clarke R，
Waterworth D，Johnson T，Chen Y，Yang L，Guo
Y，Bian Z，Hacker A，Yeo A，Parish S，Hill MR，
Chissoe S，Peto R，Cardon L，Collins R，**Li L**，Chen Z.

Lipoprotein-Associated Phospholipase A2 Loss-of-Function Variant and Risk of Vascular Diseases in 90,000 Chinese Adults[J]. Journal of the American College of Cardiology, 2016, 67 (2): 230-231.

133. Wang B, Gao W, Lv J, Yu C, Wang S, Pang Z, Cong L, Dong Z, Wu F, Wang H, Wu X, Jiang G, Wang X, Wang B, Cao W, **Li L**. Physical activity attenuates genetic effects on BMI: Results from a study of Chinese adult twins[J]. Obesity, 2016, 24 (3): 750-756.

134. Liao C, Gao W, Cao W, Lv J, Yu C, Wang S, Zhou B, Pang Z, Cong L, Dong Z, Wu F, Wang H, Wu X, Jiang G, Wang X, Wang B, **Li L**. The association of cigarette smoking and alcohol drinking with body mass index: a cross-sectional, population-based study among Chinese adult male twins[J]. BMC Public Health, 2016, 16 (1): 311.

135. Lewington S, Lacey B, Clarke R, Guo Y, Kong XL, Yang L, Chen Y, Bian Z, Chen J, Meng J, Xiong Y, He T, Pang Z, Zhang S, Collins R, Peto R, **Li L**, Chen Z. The Burden of Hypertension

and Associated Risk for Cardiovascular Mortality in China[J]. JAMA Internal Medicine，2016，176（4）：524.

136．Kurmi O，Vaucher J，Xiao D，Holmes M，Guo Y，Davis K，Chen W，Haiyan Q，Turnbull I，Peng P，Bian Z，Clarke R，**Li L**，Chen Y，Chen Z. Validity of COPD diagnoses reported through nationwide health insurance systems in the People of Republic of China[J]. International Journal of Chronic Obstructive Pulmonary Disease，2016，11：419.

出版著作

1．儿童血压的研究. 北京：人民卫生出版社 . 1987

2．大型人群队列研究调查适宜技术. 北京：人民卫生出版社 . 2014.

3．大型人群队列随访监测适宜技术. 北京：中国协和医科大学出版社 . 2015.

研究领域之四

其他流行病学研究

作为一名公卫人，李立明教授在人口素质、老年保健、慢病防治等领域都做出了巨大的贡献。作为一名流行病学家，李立明教授还在其他领域开展过大量的研究。这些研究一方面为流行病学乃至公共卫生提供了理论、方法，另一方面，也解决了很多我国医药卫生领域的难题。例如，早在1987年，李立明教授利用流行病学研究方法对流行性红斑性肢痛症展开调查。而后，李立明教授还指导、实践全国性现场调查，如《2002年中国居民营养与健康状况调查》等。以下便对这些研究进行详细的介绍。

第一节　红斑性肢痛症流行病学调查

一直以来，突发公共卫生事件都是人类健康的严重威胁。群体不明原因疾病作为一类突发公共卫生事件，常由于疫情发展迅速且原因暂时不明，导致防治难度大。如果处理不当，则可能引起人群恐慌，影响社会稳定。为了寻找疾病的病因及危险因素，有效控制疾病的发展，对群体不明原因疾病及时进行流行病学调查是十分必要的。

流行病学研究为解决疾病暴发提供了思路与方法。例如，横断面研究可以用来描述疾病和各种暴露因素的三间分布，并初步探索暴露与疾病的关联，帮助提出病因假设；病例对照研究则能进一步检验各危险因素。在处理群体不明原因疾病时，横断面研究和病例对照研究的联合应用是探明病因的有力工具。

　　1987 年 2 月至 3 月间，湖北、湖南、河南三省出现原因不明肢痛症的暴发流行，中学生为主要发病人群，足趾疼痛为主要临床表现，有的患者下肢还出现红斑、水肿等症状。在一个月的时间里，这种肢痛症的发病数达到 2.3 万例，严重影响了人们的生活和学校的正常教学。

　　根据症状该病被诊断为红斑性肢痛症，但病因尚不明确，且该病的大规模暴发流行十分罕见。北京医科大学流行病学教研室（现北京大学医学部公共卫生学院流行病与卫生统计学系）对这次疾病暴发开展了研究。为了探寻病因线索，首先要描述疾病的三间分布，李立明教授作为流行病学教研室现场调查组的成员之一，前往湖北枣阳县参与了现场流行病学调查，并获得了横断面数据，对疾病的分布情况进行了描述，并以此探寻病因线索。为了从众多因素中找出可能的病因，在描述性研究的基础上，李立明教授还进一步开展了病例对照研究。他利用调查时抽取的病例和对照人群的信息，通过分层分析和多元回归分析的方法，发现该病是由多种因素综合作用所造成，其中气温骤变可能是诱发疾病的外因，青春期身体发育可能是内因，膳食营养不足、缺乏锻炼会降低机体抵抗力，增加发病风险。依据研究结果，调查组提出加强保暖、改善伙食、增加课外锻炼的预防措施，最终使该次疾病暴发平息下来。

李立明教授在这次红斑性肢痛症暴发流行的过程中，充分利用了横断面研究和病例对照研究方法，针对性地发现了疾病的病因和危险因素，并提出了合理的预防措施。这是流行病学方法的一次实际应用，也是用理论指导疾病防控的一次成功的实践。由此不难看出，流行病学方法为解决问题，不论是慢性病还是群体不明原因疾病的防治，均提供了缜密的思路以及系统的方法。

第二节　中国居民营养与健康状况调查

2002 年，在卫生部、科技部和国家统计局的共同领导下，李立明教授作为《中国居民营养与健康状况调查》项目领导小组副组长和技术执行组组长，将全国营养、高血压和糖尿病等专项调查进行了有机的整合，使《2002 年中国居民营养与健康状况调查》成为我国首个覆盖营养和慢性病流行病学调查的综合项目（图 4-1）。并且，该项目还获得了当年卫生部专项基金以及科技部重大专项基金的资助。

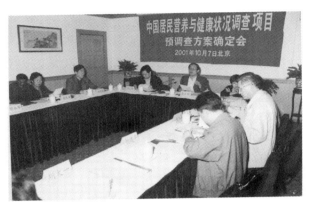

图 4-1 李立明教授于 2001 年 10 月在北京主持中国居民营养与健康状况调查项目预调查方案确定会

　　《2002 年中国居民营养与健康状况调查》的目的在于：①掌握我国城乡及不同地区居民营养状况及其差异；②掌握我国城乡及不同地区居民高血压、糖尿病、肥胖及血脂异常患病状况及其差异；③了解我国城乡儿童青少年营养与健康状况及其差异；④了解我国妇女特别是孕妇、乳母营养与健康状况及其影响因素；⑤了解我国老年人营养与健康状况及其影响因素；⑥分析影响我国居民营养及健康状况的主要因素，并提出可行的改善及控制措施；⑦了解膳食营养、生活方式及经济状况等对慢性病的影响；⑧及时了解和掌握我国城乡居民膳食营养与健康状况的现状、变化趋势及其影响因素，为国家制订和评价相关政策及发展规划提供及时、准确、可靠的信息，不断提高我国居民体质及健康水平。该项目覆盖面广，在我国31个省、自治区、直辖市开展，具有全国代表性，且调查内容丰富，既包含调查地区人口、经济、医疗卫生等信息，又包含家庭及个人信息，如一般社会人口学特征、既往史等等。

通过《2002年中国居民营养与健康状况调查》这一项目，李立明教授为整合调查内容，推动我国规范化人群调查发挥了积极的作用。基于该项目，国家疾病预防控制中心，尤其是营养与食品安全所和各省流行病调查队一起做了大量深入细致的调查工作，国内外科研工作者合作研究并发表了大量研究成果，为全面、准确地了解我国居民营养与健康状况、国家政策的制定和卫生工作重点及投资方向的调整提供了重要的科学依据。此外，该项目还在2009年荣获中华医学科技奖三等奖。

综上，李立明教授在该领域内共编写著作1部，发表论文4篇，其中核心期刊1篇、SCI 2篇，累计影响因子16.916，共被引用188次。以第一作者或通讯/责任作者发表论文1篇，且为核心期刊。

附录四

获奖情况

1. 2009 年《中国居民营养与健康状况调查》获"中华医学科技奖三等奖"

2. 2009 年《中国居民 2002 年营养与健康状况调查》获"中国百篇最具影响国内学术论文"

发表论文

1. 朱万孚，**李立明**，刘晶，滕丽红，刘兆征，庄辉，赵永昭，罗耀钦. 流行性红斑性肢痛症的病例对照研究 [J]. 中华流行病学杂志，1989，10（2）：94-97.

2. **李立明**，饶克勤，孔灵芝，姚崇华，向红丁，翟凤英，马冠生，杨晓光. 中国居民 2002 年营养与健康状况调查 [J]. 中华流行病学杂志，2005，26（7）：478-484.

3. Wu Y，Huxley R，**Li L**，Anna V，Xie G，Yao C，Woodward M，Li X，Chalmers J，Gao R，Kong L，Yang X. Prevalence，Awareness，Treatment，and

Control of Hypertension in China: Data from the China National Nutrition and Health Survey 2002[J]. Circulation, 2008, 118 (25): 2679-2686.

4. Hu Y, He L, Wu Y, Ma G, **Li L**, Hu Y. Familial correlation and aggregation of body mass index and blood pressure in Chinese Han population[J]. BMC Public Health, 2013, 13 (1): 686.

出版著作

医学现场调查研究工作手册. 北京: 人民卫生出版社. 1990

研究领域之五

慢性病综合防治和健康城市建设

近几十年来，中国人群的健康状况得到了极大的改善。随着城市化和人口老龄化，中国的疾病谱发生了明显的变化，以心脑血管疾病、肿瘤为代表的慢性病已成为严重威胁中国人民健康的重要公共卫生问题，并成为医疗费用持续过度增长的重要原因。

基于这种现状，李立明教授带领其团队致力于慢性病的综合防治实践与研究，从早年的社区人群高血压防治，到社区慢性病综合防治，再到社区健康综合干预；从个体知、信、行及高危因素干预实践，到大众生态健康、健康促进、健康城市、社会决定因素、健康素养等国际新理念的引入和倡导，再到健康相关的环境和政策支持的深入研究。李立明教授及其团队为探索有中国特色的慢性病综合防治之路做出了积极的贡献。

第一节　高血压社区人群防治研究

1996 年至 2000 年间，李立明教授主持了"九五"国家科技攻关项目《原发性高血压社区综合防治研究》。该项目旨在通过健康促进活动（全人群策略）和对原发性高血压高危人群进行危险因素的强化干预（高危人群策略），达到全人群血压分布曲线下移的目的，降低原发性高血压的发病率；通过对社区中高血压患者进行药物和非药物干预，提高高血压的知晓率、治疗率和控制率，积极预防由高血压引起脑卒中与冠心病的发生和死亡；进一步摸索一套适合中国国情、群众易于接受且行之有效的社区高血压综合防治方案。

该项目的现场包括上海市城市社区与北京市农村社区。项目主要采取以下几种干预措施：①对于经过筛查确诊的高血压患者，根据病情的轻、中、重进行分级管理，管理内容包括定期随访、常规药物治疗和非药物治疗。②根据高危人群的主要危险因素及高危人群的参与意愿进行分组，开展针对性干预，内容包括限盐、控制饮酒、调整饮食结构等。③对有关职能部门进行机构改革，同时注重相关政策的开发，加强人力资源开发与培训，建立疾病监测系统，开展多种形式的健康教育活动。

《原发性高血压的社区综合防治》项目最终获得"九五"国家科技攻关项目验收优秀项目，中华医学科技奖三等奖和北京市科学技术进步二等奖。在此基础上，李立明教授继续主持了"十五"攻关项目《心脑血管病人群防治措施的进一步研究》（2002 ～ 2005 年）和"十一五"《上海市黄浦区心脑血管疾病社区综合防治项目》（2007 ～ 2010 年）（图 5-1）。

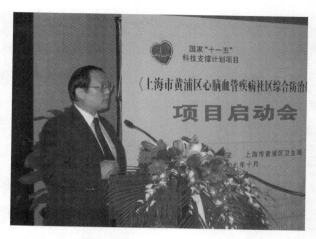

图 5-1 李立明教授于 2007 年在上海市黄浦区心脑血管疾病社区综合防治研究项目启动会上讲话

以上海项目社区（即半淞园街道社区）为例，经过十余年的努力，该项目取得的主要成绩有：①高血压患者的知晓率、治疗率、控制率显著提高；②坚持服用洛汀新（ACEI类）药物治疗的高血压患者中，2/3 以上的患者血压控制在140/90mmHg 以下；③高危个体中超重、过量饮酒、嗜盐、吸烟、不锻炼等危险因素水平有所改善；④社区全人群血压水平曲线出现了平行下移，收缩压和舒张压分别下降了 3.6mmHg和 2.9mmHg；⑤社区人群脑卒中发病率呈现长期下降趋势（1996 年：447.73/10 万，2003 年：239.37/10 万）；⑥成本效益分析结果显示，每投入 1 元的资金用于开展社区高血压综合防治，可以为国家节约心脑血管疾病治疗费用 8.59 元，说明开展社区高血压综合防治符合成本效益原则。更重要的是，通过该项目的培训和实践，培养了一支社区留得住、用得上的高素质的专业医疗卫生工作队伍。

第二节 世界银行卫生贷款Ⅶ健康促进项目

自 1995 年起，世界银行贷款支持开展了中国疾病预防项目，其中的健康促进子项目（卫生Ⅶ项目）的目标在于制定综合的健康促进规划，建立项目执行的组织和协调机构，扩大现有业务机构的功能，协调各机构的关系，形成统一的、强有力的健康促进体系。加强国家对慢性非传染性疾病（noncommunicable chronic disease，NCD）、性传播疾病（sexually transmitted disease，STD）、感染人类免疫缺陷病毒（human immunodeficiency virus，HIV）和意外伤害的控制能力，对现有政策进行审议，在此基础上，促使已有政策的落实，加速新的政策开发，并加强监督和评估工作。

李立明教授作为这一项目的外部评估组组长，对项目的进展、预期目标实现的程度、技术策略与方案的可行性、项目效益、项目的执行情况、存在的主要困难和问题以及项目的可持续性和可推广性进行了评估，并针对组织机构发展和政策改革方面存在的问题提出了意见和建议。

该项目的实施，建立了行为危险因素和社区环境监测网，为中国开展公共卫生监测进行了有益的尝试；干预社区、医院、学校、厂矿居民的疾病防治知识、态度和行为都有了明显的改善和提高。该项目同时为项目市培养了一支健康促进与实践的专业化工作队伍，把中国的健康促进工作推上了一个新的高度。在机构发展方面，项目建立了健康促进委员会、领导小组（协调组）、专业咨询委员会和项目办公室；扩大了卫生防疫站、健康教育所和性病防治中心的功能；在政策改革方面公布并实施有关健康促进和慢性病预防的政策和法规。

第三节　慢性非传染性疾病社区综合防治示范点项目

为贯彻落实《中共中央、国务院关于卫生改革与发展的决定》，推动以社区为基础，以健康教育和健康促进为主要手段的慢性病的综合防治工作，卫生部于 1997 年、1998 年、1999

年和 2000 年分别建立了共 24 个慢性非传染性疾病社区综合防治示范点，它们是北京、天津、河北、辽宁、吉林、上海、江苏、浙江、福建、江西、山东、广东、广西、四川、陕西、甘肃、宁夏、湖北、黑龙江、河南、贵州、重庆、内蒙古和新疆生产建设兵团。截至 2013 年，示范点已经覆盖了全国 30 个省、直辖市。

李立明教授作为卫生部慢性非传染性疾病综合防治社区示范点专家指导组组长参加了卫生部"慢性非传染性疾病社区综合防治示范点项目"的设计、实施与评价的全过程。根据国内外的经验和我国实际情况，李立明教授提出了示范点必须坚持：①以社区为基础；②以健康促进和行为危险因素干预为主要技术手段和工作内容；③以综合防治多种慢病、提高防治效果和成本效益为目的的原则。在具体实施中，该项目以美国疾病预防控制中心社区健康规划策略项目为工作模式的基础；由国家提供培训、工作思路与活动清单，防治工作结合各地实际情况开展；工作不作为科研要求，而作为常规防治工作。

社区综合防治的总目标是通过以健康促进为主要策略的干预活动的实施，降低人群中慢病危险因素的水平，控制慢病发病率和死亡率的上升趋势。具体目标包括：①政策发展目标：形成和出台鼓励健康生活方式，有利于慢病防治的策略；②机构改革目标：组织和完善各级政府的慢病防治领导体系的机构，

并加强其领导；③社会参与目标：加强各政府职能部门的协作
与支持，形成一个慢病防治的协作体系；④人力开发目标：培
养和建立一支防治结合，技术全面的慢病防治队伍；⑤全人群
目标：全面降低人群中危险因素的暴露水平，控制和降低发病
率；⑥高危人群目标：对筛选出的高危人群进行有针对性的干
预，以延缓和减少其发病的可能；⑦社区防治策略与措施修改
与完善的目标：建立以社区为基础的监测系统，不断提供疾病
和危险因素走向的信息，以修改和完善防病策略和措施；⑧社
区干预评价目标：对社区防治工作的规章制度、组织实施及效
果进行全方位的评价。

在这个项目的基础上，卫生部从 2011 年开始在全国范围
内组织开展"慢性非传染性疾病综合防控示范区"创建工作，
推动全国慢性病预防控制工作深入开展。随后，李立明教授也
多次担任调研组领导、评审专家，参与到国家级慢性病综合防
控示范区的外部评估工作中（图 5-2）。除现场工作外，李立明
教授同时还编写了《全国慢性非传染性疾病综合防治社区示范
点培训教材》（卫生部疾病控制司，1999 年）以供相关工作人
员学习、参考。

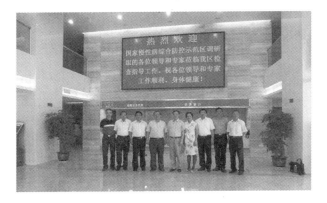

图 5-2　李立明教授于 **2014** 年在国家慢性病
综合防控示范区调研

第四节　社区健康干预项目

2008 年，李立明教授及其团队从几十个全球申请者中脱颖而出，获得英国牛津健康联盟（Oxford Health Alliance）的支持，成为《社区健康干预（Community Intervention for Health，CIH）》项目的四个国家研究合作者之一（另外三个国家为印度、墨西哥和英国），并在杭州市组织开展。该项目旨在开展革新性的、社区为基础的慢性病危险因素综合防治，探索适用于当地文化和社会经济背景的可行、有效且可持续发展的干预措施。同时，加强公共卫生专业人员慢性病防控能力和领导力建设，确保一支高素质的队伍和明智的领导者能够持续地推动当地慢性病防治工作的发展；引起各级政府和国际社会的关注，便于今后获得更多的资金和必要的行政支持。

该项目对杭州市下城区、拱墅区和西湖区三个项目区内社区卫生服务中心、学校、工作单位和社区四类场所的从青少年到老年各年龄段的六类人群进行了信息收集，同时还对四类场所进行了与烟草、膳食和体力活动相关的环境扫描。除此之外，收集了国家、省市和区级的相关政策，长期监测主要媒体上发布的相关新闻，对各类场所中的管理者进行问卷调查，了解场所内政策及其执行情况、各类环境情况；对社区不同部门的领导进行电话访谈，了解社区准备状况等也是基线信息收集的重要组成部分。该项目全方位地展开慢性病防治实践，还定期对项目区社区卫生服务中心的医务人员进行行为干预和慢性病管理的技能培训。

这一项目的成功开展，有效地实现了慢性病防治在社区层面开展的构想，利用中国的初级卫生保健系统，以社区卫生服务中心和服务站为依托，以学校、企事业单位、医院和居民社区等各类场所为平台，对大众提供健康管理和疾病管理实施全方位的干预。干预活动围绕着吸烟、不合理膳食和少体力活动，既有针对个体行为的干预，也有社区自然环境、建成环境、政策环境和信息环境等支持性环境的创建。所有这些实践需要全社会动员、多部门协作和全民参与才能实现。CIH 项目实现了中国特色的健康促进和慢性病社区综合防治实践。

第五节　健康宣教事业

自 20 世纪 90 年代起，李立明教授就作为"高血压中国健康行"的教师在全国进行高血压防治的巡回讲演。在"慢性非传染性疾病社区综合防治示范点项目"中，他的足迹遍及 24 个示范点，前往各地进行慢性病防治和健康教育的专题讲座和学术报告。此外，他还担任中国健康促进协会的宣传员和科普专家、北京健康科普专家。

2003 年，李立明教授做客《面对面》栏目，通过对非典的及时解读，把一些公共卫生的理念宣传、解读、深入到千家万户，使大众有了防控各种新发传染性疾病的信心和勇气，也借此号召全社会共同努力提高全民族的健康知识与素养（图5-3）。

李立明教授在担任北京医科大学（现北京大学医学部）公共卫生学院院长期间，曾创办了健康教育方向的本科教育，为国家输送了一大批健康教育的专门人才。2008 年，为了科学、

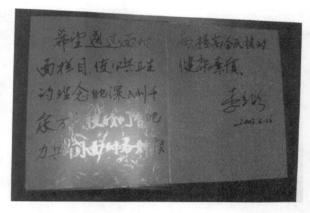

图 5-3   李立明教授于 2003 年 4 月做客《面对面》栏目的题词

规范、有序地开展公众健康教育活动，李立明教授在卫生部、科技部的支持下，正式组建了中国医学科学院健康科普研究中心。该中心的职能就是开展科普知识与信息的科学评价，研究科普的内容、传播方式和方法，以确保公众获取的科普宣传知识真实、可靠。该中心与中国健康教育中心一起承担着国家卫计委宣传司《权威医学科普知识的开发、传播及评价》项目，此项目在延续卫生部《临床医生科普》项目的基础上与时俱进，对医学科普内容的质量控制提出了更高的要求和更富挑战的研究任务。

鉴于李立明教授在健康宣教方面做出的贡献，他在 2010 年被授予"中国健康教育 30 年——金牛奖"，2013 年获得亚太地区公共卫生科学理事会（Asia-Pacific Academic Consortium for Public Health，APACPH）授予的"全球健康大使"的光荣称号。

第六节　大众生态健康理念的倡导
及相关研究与实践

1997 年，李立明教授主译了《生态大众健康——公共卫生从理想到实践》（北京医科大学、中国协和医科大学联合出版社，1997 年）（图 5-4）一书，将当时"健康与环境应整合对待"这一国际新理念引入国内。该理念积极响应了世界卫生组织在 1994 年提出的"健康城市"概念。健康城市是一个不断开发、发展的自然和社会环境，通过不断扩大社会资源，使人们在享受生命和充分发挥潜能方面能够互相支持的城市。

其实，中国有着远远早于"健康促进"理论的成功实践。1932 年至 1937 年间，我国著名的公共卫生学家陈志潜教授在平民运动奠基人晏阳初的密切配合下，在河北省定县开展了一项农村卫生项目，目的是设计出一个为中国农民提供保健和现代医疗的模式体系。定县的经验和卫生组织体系在我国是史无前例的，它为中国乃至世界的卫生工作留下了一笔宝贵的财

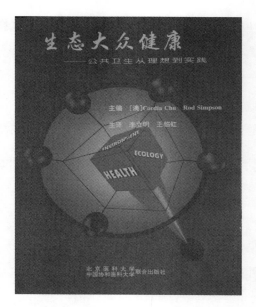

图 5-4　《生态大众健康——公共卫生从理想到实践》
（北京医科大学、中国协和医科大学联合出版社，1997）

富。定县实践与健康促进理论相似，但是却早半个世纪付诸实践。此外，新中国成立之初开展的"爱国卫生运动"是"政府主导、多部门协作、全社会参与"解决卫生问题的独具中国特色的公共卫生实践创举，发挥了积极的作用，并取得了明显的成效。这项运动也初步创立了中国式的卫生工作方法。李立明教授指出，爱国卫生运动的组织机构正是当前慢性病防治、健康促进急需借鉴的，甚至可以利用这个工作网络，继承并发展爱国卫生运动的优势，以满足新时期慢性病防治工作的需求。

一直以来，慢性病多被称为"富贵病"。大众乃至很多卫生专业人员、政府决策者常简单地认为，一个人患慢性病是由于他选择了不健康的生活方式，如吸烟、嗜酒、少体力活动、不健康的饮食习惯等，即"责备受害者"。我国相当长一段时期的慢性病防治策略和措施都是基于这样的认识。但近年来，国际社会已经越来越清晰地认识到，社会、经济、政策、居住环境等慢性病病因链的上游危险因素对个体行为有着重要的影响。同时，WHO 也提出了健康问题的社会决定因素这一概念。

李立明教授在国内较早地引入和宣传了这些先进的慢性病防控理念。他指出，单纯依靠教育个体改变自己生活方式的预防策略，效果非常有限。培养健康生活方式、预防慢性病，一方面需要通过告知信息、传授技能，使个体有能力做出健康的选择和改变，另一方面政府必须同时建立支持性的环境，为个体创造健康生活的公平机会。而支持性环境的建设远不是卫生部门一家能够完成的。因此，慢性病的防治需要"政府主导、多部门协作、全社会参与"。

2010 年前后，李立明教授及其团队承担了卫生部《中国慢性病防治工作系统研究》课题（图 5-5）。该课题通过对我国近 20 年来主要慢性病防治相关研究文献的回顾性分析、慢性病领域指南制定依据的分析以及主要慢性病防治现状的特尔菲专家咨询分析（Delphi method），深入了解了我国慢性病防治工作

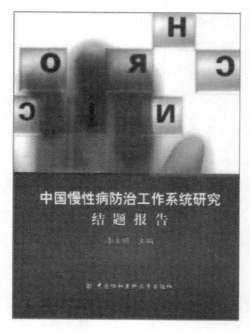

图 5-5 《中国慢性病防治工作系统研究结题报告》
（中国协和医科大学出版社，2011）

的发展及变化，全面总结了以往取得的成绩和存在的问题，并为今后慢性病防治工作的决策提供了强有力的科学依据。

为响应《中国慢性病防治工作规划（2012—2015 年）》，卫生部疾病预防控制专家委员会慢性病防治分委会在 2012 年发布了《慢性病防治中国专家共识》，并于同年 7 月，由卫生部召开了发布会。李立明教授作为全国慢性病专家咨询委员会主任委员，全程参与了该共识的编写及发表。在发布会上，李立明教授指出，该共识明确了以下几个观点：首先，慢性病不仅是个人行为问题，政府也有非常重要的责任，慢性病防控所需的健康环境创建，离不开政府的工作。第二，慢性病防治需要卫生部门努力，也需要多部门的努力，例如通过食品营养成分标注等措施，促进人们对食品结构、热量的关注。第三，卫生部门要积极致力于慢性病三级预防，与全社会共同努力，按照慢性病三级预防——病因的预防，通过早期发现、早期诊断、早期治疗，预防发展成为并发症、残疾。

李立明教授在担任中国控制吸烟协会（图5-6）副会长期间，先后提出了《禁止公费购烟》《提高烟草税收》《烟草行业政企分开》《国务院领导控烟》等多个政协提案，结合公共卫生研究提出了政策制定和执行方面的不足及改进意见，希望通

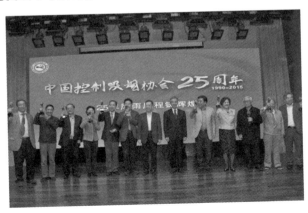

图 5-6　李立明教授于 2015 年中国控制
吸烟协会 25 周年典礼上领奖

过政策措施促进控烟工作的发展。在前面提及的 CIH 项目中，李立明教授及其团队也将社区建成环境、政策环境和信息环境等支持性环境的创建作为控制吸烟的干预策略之一。

除上述工作外，李立明教授及其团队还以行为危险因素及社会环境因素为重点开展了一系列科学研究。自 2008 年起，该团队陆续开发了我国城市居民体力活动相关建成环境、社区烟草环境、营养环境及媒体信息环境的评价工具。紧跟宏观政策变化，把握《食品营养标签管理规范》出台和过渡期结束的时机，先后两次对 5000 余种国产预包装食品营养标签标示情况进行调查，为政策完善提供及时、重要的科学依据。探讨了城市建成环境对个体体力活动的影响，并首次尝试将地理信息系统（Geographic Information System，GIS）的空间分析技术应用于慢性病危险因素研究。李立明教授还组织实施了我国 12 个城市与吸烟、饮酒、少体力活动和不合理膳食有关的建成环境、信息环境和政策环境的系统评价。

在慢性病防治和健康城市建设上，李立明教授带领其团队为探索中国特色的健康之路做出了巨大的贡献，并且现阶段仍在孜孜不倦的努力着，是国民健康的优秀护航者。

综上，李立明教授在该领域内共编写著作 8 部，提交两会提案 8 项，发表论文 140 篇，其中核心期刊 69 篇、SCI 31 篇，累计影响因子 109.416，共被引用 313 次。以第一作者或通讯/责任作者发表论文 66 篇，其中核心期刊 33 篇、SCI 11 篇，累计影响因子 107.664，共被引用 283 次。

附录五

获得奖项

1. 2000 年获"亚太地区公共卫生科学理事会——公共卫生杰出贡献奖"

2. 2001 年《原发性高血压社区综合防治研究》获"北京市科学技术进步二等奖"

3. 2001 年《原发性高血压社区综合防治研究》获"中华医学科技奖"三等奖

4. 2003 年获"亚太地区公共卫生科学理事会——公共卫生杰出领导者奖"

5. 2010 年获"中国健康教育 30 年——金牛奖"

6. 2011 年获"亚太地区公共卫生科学理事会——全球健康大使"

发表论文

1. **李立明**. 慢性病防治工作中值得注意的几个问题 [J]. 中国慢性病预防与控制，1994（06）：246-248.

2. **李立明**. 我国肿瘤防治策略与措施的探讨 [J]. 中国肿瘤，1995（04）：11.

3. 林益强，**李立明**，周杏元，曹卫华，戈戎，李节凡，祝国英. 建立以社区为基础的慢性病监测系统初探 [J]. 中国慢性病预防与控制，1996（04）：37-38.

4. 高原原，詹思延，尹香君，胡永华，**李立明**. 亚甲基四氢叶酸还原酶基因多态性与原发性高血压的关系 [J]. 北京医科大学学报，1999，31（04）：86-88.

5. **李立明**. 社区诊断 [J]. 中国慢性病预防与控制，1999，7（4）：188-190.

6. 任涛，**李立明**. 全球疾病负担的现状、趋势及其防治对策的选择 [J]. 中国慢性病预防与控制，1999，7（01）：3-5.

7. **李立明**. 中国原发性高血压社区防治的进展 [J]. 中华流行病学杂志，2000，21（04）：58-59.

8. **李立明**. 原发性高血压研究方兴未艾、任重道远 [J].

中华流行病学杂志，2000，21（03）：5-6.

9．**李立明**．以社区为基础的原发性高血压综合防治研究设计概述 [J]. 中华流行病学杂志，2000（3）：167-169.

10．曹卫华，**李立明**，胡永华，詹思延，李晓晖，李芃，吴涛，李俊，王涛．盐酸苯那普利药物上市后的流行病学监测 [J]. 中华流行病学杂志，2000，21（03）：30-33.

11．王涛，胡永华，**李立明**，詹思延，高原原，曹卫华，吴涛，李晓晖，郭晓霞．亚甲基四氢叶酸还原酶基因和血压水平的遗传流行病学研究 - 同胞对连锁分析 [J]. 中华流行病学杂志，2000，21（03）：38-41.

12．詹思延，高原原，尹香君，胡永华，**李立明**，Vivian Ng，Lee B. L.，Ong C. N. 同型半胱氨酸水平、MTHFR 基因突变与原发性高血压的病例对照研究（英文）[J]. 高血压杂志，2000，8（01）：21-25.

13．詹思延，高原原，尹香君，黄玉婵，胡永华，**李立明**．同型半胱氨酸代谢异常与原发性高血压的病例对照研究 [J]. 中华流行病学杂志，2000，21（03）：34-37.

14．江宇，**李立明**．社区为基础的慢性病预防与控制的回顾 [J]. 中国慢性病预防与控制，2000，8（02）：49-51.

15. 吴涛，詹思延，**李立明**，胡永华，曹卫华，李晓晖，李俊，王涛. 社区高血压患者多代谢异常的流行病学特征分析 [J]. 中华流行病学杂志，2000，21（3）：181-184.

16. 林益强，**李立明**，章晨琪，顾文华，韦根凤. 社区百姓的《摄影故事》在高血压健康促进中的应用 [J]. 中国慢性病预防与控制，2000（04）：179-180.

17. 李俊，曹卫华，胡永华，詹思延，李芃，李晓晖，吴涛，王砚英，王峙，孙艳梅，**李立明**. 农村社区原发性高血压综合防治效果评价 [J]. 中华流行病学杂志，2000，21（03）：25-29.

18. 林益强，周杏元，**李立明**，戈戎，章晨琦，祝国英，戴立强，胡兵，严玲，胡涛. 高血压社区健康促进实践与评价 [J]. 中国慢性病预防与控制，2000，8（02）：84-85.

19. 胡永华，**李立明**，曹卫华. 城乡社区原发性高血压患者情况的流行病学研究 [J]. 2000，21（03）：177-180.

20. 胡永华，**李立明**，曹卫华，詹思延，李芃，李晓晖，吴涛，胡润华，周杏元，戈戎，祝国英，戴立强，王砚英，王峙，郭艳梅. 城乡社区原发性高血压患病情况的流行病学研究 [J]. 中华流行病学杂志，2000，21

（03）：17-20.

21．李爱兰，**李立明**，马彩虹，叶广俊．北京市高校大学生避孕知识、态度及避孕行为的现况分析 [J]．中国计划生育学杂志，2000（03）：112-115.

22．Keping C，Chonghui W，**Liming L**，Fangzheng W，Xin C. Prognostic significance of heart rate variability in post-myocardial infarction patients[J]. Chin Med Sci J，2000，15（2）：132.

23．詹思延，秦颖，**李立明**．NNT 在常见慢性病防治效果评价中的应用 [J]．中国慢性病预防与控制，2000，8（03）：99-102.

24．**李立明**．抓住机遇，迎接挑战——写在新世纪到来之际 [J]．中国慢性病预防与控制，2001，9（01）：1-2.

25．**李立明**，任涛．原发性高血压社区综合防治研究干预模式的探讨 [J]．中国慢性病预防与控制，2001（01）：32-34.

26．李晓晖，孙宁玲，张国杰，祝国英，戴立强，**李立明**，胡永华，曹卫华，詹思延．原发性高血压患者静息心电图明尼苏达编码分析 [J]．中国慢性病预防与控制，2001，9（03）：99-101.

27．李俊，王砚英，王峙，郭艳梅，曹卫华，胡永华，詹思延，李晓晖，吴涛，**李立明**．社区综合防治对农村原发性高血压患者血压水平的影响及其相关因素分析 [J]．中国慢性病预防与控制，2001，9（05）：195-197.

28．吴涛，詹思延，**李立明**．慢性病预防与控制相关网上资源 [J]．中国慢性病预防与控制，2001，9（05）：236-238.

29．胡永华，王涛，姬红，詹思延，**李立明**．高血压与 α-adducin 基因及 MTHFR 基因关系的遗传流行病学研究 [J]．北京大学学报（医学版），2001，33（06）：481-485.

30．任涛，**李立明**，吴明，戴立强．高血压社区综合防治的成本效果分析 [J]．中国慢性病预防与控制，2001，9（04）：173-175.

31．郭艳梅，王峙，吴涛，刘晓芬，王砚英，白淑玲，李俊，**李立明**．北京市房山区原发性高血压社区综合防治经验总结 [J]．中国慢性病预防与控制，2001，9（2）：81-83.

32．孙宁玲，李晓辉，王鸿懿，张国杰，祝国英，戴立强，胡永华，曹卫华，詹思延，**李立明**．原发性高血压患者的血压与心电图变化的分析探讨 [J]．高血压杂志，2002，10（1）：43-46.

33．**李立明**，胡永华，曹卫华，詹思延，李俊，吴涛，胡润华，任涛．原发性高血压的社区综合防治研究 [J].北京大学学报（医学版），2002，34（5）：519-524.

34．**李立明**，戴志澄，吴锡桂，傅华，杨功焕，姚崇华，魏荃，严迪英，顾学琪，阎正民，杨辉，王文志，朱曼璐，王文娟．我国慢性非传染性疾病社区综合防治示范点工作总结报告（三）- 经验体会和面临的挑战 [J].中国慢性病预防与控制，2002，10（3）：123-124.

35．**李立明**，戴志澄，吴锡桂，傅华，杨功焕，姚崇华，魏荃，严迪英，顾学琪，阎正民，杨辉，王文志，朱蔓璐，王文绢．我国慢性非传染性疾病社区综合防治示范点工作总结报告（二）- 评估结果 [J].中国慢性病预防与控制，2002，10（2）：77-79.

36．詹思延，刘美贞，姚巍，胡永华，**李立明**，祝国英，孙宁玲，戴立强．上海市社区高血压人群左室肥厚的患病率及影响因素 [J].中华流行病学杂志，2002，23（03）：27-30.

37．吴涛，詹思延，孙宁玲，李大林，曹卫华，胡永华，**李立明**．服用苯那普利治疗原发性高血压对血脂水

平影响的分析 [J]. 中国慢性病预防与控制，2002，10（01）：40.

38. **Lee L**，Patrick W. Asia-Pacific Academic Consortium for Public Health. The APACPH Kazue McLaren Leadership Achievement Award[J]. Asia Pac J Public Health，2002，14（1）：47-48.

39. **李立明**，安妮，孟庆跃，李士雪，王若涛. 中英城市社区卫生服务与贫困救助项目介绍和研究框架 [J]. 中国卫生经济，2003（05）：11-12.

40. **李立明**，胡永华，周杏元，王砚英，孙宁玲. 原发性高血压的社区综合防治研究（CCPACH）[J]. 中国药店，2003（06）：104.

41. **李立明**，任涛. 原发性高血压的社区综合防治研究 [J]. 医学研究通讯，2003，32（4）：18-19.

42. 吕筠，**李立明**. 血管紧张素转换酶抑制剂致干咳机制的研究进展 [J]. 药物不良反应杂志，2003，5（1）：1-4.

43. 刘爱萍，詹思延，**李立明**，胡永华，曹卫华，吴涛，李俊，郭小霞. 上海市社区人群低密度脂蛋白受体 Ava Ⅱ多态性与血脂水平的关系 [J]. 中华流行病学杂志，2003，24（07）：10-14.

44. 祝国英，戴立强，周杏元，戈戎，**李立明**. 上海市南市区慢性病防治管理机制模式探讨 [J]. 中国慢性病预防与控制，2003，11（02）：73-74.

45．**李立明**，吕筠. 慢性非传染性疾病预防与控制策略新进展 [J]. 中国慢性病预防与控制，2003，11（03）：97-98.

46．吕筠，**李立明**. 疾病预防策略中若干观念的转变 [J]. 疾病控制杂志，2003，7（2）：131-132.

47．吕筠，**李立明**，曹卫华，詹思延，胡永华. 苯那普利致咳嗽不良反应的监测及其危险因素研究 [J]. 中华流行病学杂志，2003，24（05）：71-75.

48．吕筠，**李立明**，詹思延，杨慧英，李晓晖，曹卫华，胡永华. 苯那普利咳嗽不良反应候选基因研究 [J]. 中华流行病学杂志，2003，24（06）：74-78.

49．刘爱萍，**李立明**，曹卫华，詹思延，吕筠，郭小霞，胡永华. 脂蛋白脂酶基因 S447X 变异对高血压病患者肥胖与血脂关系的影响 [J]. 中华心血管病杂志，2004，32（9）：771-776.

50．和红，**李立明**，曹卫华，刘美贞，孙宁玲，吕筠，胡永华. 长期服用苯那普利的高血压患者左室肥厚逆转与血管紧张素转换酶基因和 Chymase 基因多态性的相关性研究 [J]. 中华流行病学杂志，2004，25（9）：

756-760.

51. 和红，**李立明**，曹卫华，孙宁玲，刘美贞，胡永华.
血管紧张素转换酶基因和糜酶抑制剂基因多态性与原
发性高血压患者左室肥厚的相关性研究 [J]. 高血压杂
志，2004，12（01）：42-46.

52. 吕筠，**李立明**，曹卫华，詹思延，胡永华. 苯那普利
上市后流行病学监测 [J]. 中华流行病学杂志，2004，
25（05）：49-53.

53. 吕筠，**李立明**，何平平，曹卫华，詹思延，胡永华. 苯
那普利抗高血压治疗患者血压长期变化趋势分析 [J].
中华流行病学杂志，2004，25（06）：85-88.

54. Liu A，**Lee L**，Zhan S，Cao W，Lv J，Guo X，Hu Y.
The S447X polymorphism of the lipoprotein lipase gene
is associated with lipoprotein lipid and blood pressure
levels in Chinese patients with essential hypertension[J].
J Hypertens，2004，22（8）：1503-1509.

55. Lu J，**Lee L**，Cao W，Zhan S，Zhu G，Dai L，
Hu Y. Postmarketing surveillance study of benazepril
in chinese patients with hypertension：An open-
label，experimental，epidemiologic study[J]. Current
Therapeutic Research，2004，65（3）：300-319.

56. 刘爱萍，**李立明**，曹卫华，詹思延，吕筠，郭小霞，胡永华. 脂蛋白脂酶 S447X 及 Hind 多态性与原发性高血压代谢综合征血脂异常的关系 [J]. 中华医学遗传学杂志，2005，22（02）：151-157.

57. Anderson Johnson C，Palmer PH，Chou C，Pang Z，Zhou D，Dong L，Xiang H，Yang P，Xu H，Wang J，Fu X，Guo Q，Sun P，Ma H，Gallaher PE，Xie B，**Lee L**，Fang T，Unger JB. Tobacco use among youth and adults in Mainland China：The China Seven Cities Study[J]. Public Health，2006，120（12）：1156-1169.

58. 王波，詹思延，夏愔愔，**李立明**. 乙二胺四乙酸铁钠改善铁缺乏的系统综述 [Z]. 桂林：2007，168-169.

59. 高志东，李娜，秦雪英，陈大方，詹思延，曹卫华，**李立明**，胡永华. 社区高血压病人体质指数相关因素分析 [J]. 疾病控制杂志，2007，11（01）：15-20.

60. 胡永华，**李立明**，曹卫华. 城乡社区原发性高血压患病情况的流行病学研究 [J]. 中华流行病学杂志，2007，21（03）：177.

61. Guo Q，Johnson CA，Unger JB，**Lee L**，Xie B，Chou C，Palmer PH，Sun P，Gallaher P，Pentz M. Utility of the theory of reasoned action and theory of planned behavior

for predicting Chinese adolescent smoking[J]. Addictive Behaviors，2007，32（5）：1066-1081.

62．Su X，**Lee L**，Li X，Lv J，Hu Y，Zhan S，Cao W，Mei L，Tang YM，Wang D，Krauss RM，Taylor KD，Rotter JI，Yang H. Association Between Angiotensinogen，Angiotensin II Receptor Genes，and Blood Pressure Response to an Angiotensin-Converting Enzyme Inhibitor[J]. Circulation，2007，115（6）：725-732.

63．王波，詹思延，夏愔愔，**李立明**．乙二胺四乙酸铁钠改善铁缺乏人群血红蛋白水平的系统综述 [J]. 中华流行病学杂志，2008，29（1）：65-70.

64．涂文校，汪韶洁，张云，翟耀明，张葵，任杰，解武祥，逄增昌，吕筠，**李立明**．青岛市居民接触各类大众传播渠道及健康传播可及情况调查 [J]. 中国慢性病预防与控制，2008，16（02）：117-120.

65．武轶群，胡永华，任涛，吴涛，陶秋山，秦雪英，张奕，詹思延，曹卫华，**李立明**．降压 0 号治疗原发性高血压的成本 - 效果分析 [J]. 中国社区医师，2008，29（15）：18-21.

66．袁爽秋，**李立明**．健康城市建设的理论与实践 [J]. 环境与职业医学，2008，25（2）：109-112.

67. Ma H，Unger JB，Chou C，Sun P，Palmer PH，Zhou Y，
Yao J，Xie B，Gallaher PE，Guo Q，Wei Y，Chen B，
Wang Z，Wang X，Duan H，Song Y，Gong J，Azen
SP，**Lee L**，Johnson CA. Risk factors for adolescent
smoking in urban and rural China：Findings from the
China seven cities study[J]. Addictive Behaviors，2008，
33（8）：1081-1085.

68. 张奕，胡永华，曹卫华，秦雪英，任涛，陶秋山，吴
涛，武轶群，詹思延，**李立明**."降压0号"治疗原
发性高血压长期疗效和安全性评价 [J]. 中华流行病学
杂志，2008，29（3）：286-289.

69. **李立明**. 我国慢性病防治必须注意的几个问题 [Z]. 北
京：2009，51-64.

70. 吕筠，**李立明**. 慢性病防治策略与研究领域的新视角
[J]. 中国慢性病预防与控制，2009，17（01）：1-3.

71. 陈勇，王胜锋，刘庆敏，任艳军，吕筠，**李立明**. 杭
州市国产预包装食品标示配料内容现状调查 [J]. 中国
慢性病预防与控制，2009，17（05）：495-497.

72. 王胜锋，陈勇，刘庆敏，任艳军，吕筠，**李立明**. 杭
州市超市内国产预包装食品营养标签标示现状调查

[J]. 中国食品卫生杂志，2009，21（06）：543-547.

73. Qin X, Jackson R, Marshall R, **Lee L**, Cao W, Zhan S, Hu Y. Modelling the potential impact of population-wide and targeted high-risk blood pressure-lowering strategies on cardiovascular disease in China[J]. European Journal of Cardiovascular Prevention & Rehabilitation，2009，16（1）：96-101.

74. He H, **Li L**, Cao W, Sun N, Liu M, Hu Y. A study of the relationships between angiotensin- converting enzyme gene, chymase gene polymorphisms, pharmacological treatment with ACE inhibitor and regression of left ventricular hypertrophy in essential hypertension patients treated with benazepril[J]. Annals of Human Biology，2009，32（1）：30-43.

75. 陈勇，吕筠，**李立明**，何平平，余灿清. 中国九省居民膳食、体力活动与血压水平关系的纵向分析研究[J]. 中华流行病学杂志，2010，31（5）：500-505.

76. 陈勇，吕筠，**李立明**，何平平，余灿清. 中国9省居民膳食、体力活动与血压水平关系的纵向分析研究[J]. 中华高血压杂志，2010（10）：1000.

77. 陈卿，唐迅，余灿清，陈大方，田君，曹洋，范雯怡，曹卫华，詹思延，吕筠，郭晓霞，**李立明**，胡永华. 血管紧张素转换酶 2 基因多态性与苯那普利降压水平的关联性分析 [J]. 北京大学学报（医学版），2010，42（03）：293-298.

78. 黄雪梅，吕筠，刘庆敏，任艳军，**李立明**. 杭州市三城区初中生烟草使用及相关情况调查 [J]. 中华疾病控制杂志，2010，14（5）：389-392.

79. 王胜锋，舒正，吕筠，詹思延，**李立明**. 含糖饮料摄入量与慢性肾脏病的动态队列研究 [Z]. 杭州：2010，313.

80. 吕筠，**李立明**. 高危人群策略与全人群策略解读 [J]. 中华流行病学杂志，2010，31（2）：231-232，178.

81. Guo Q，Unger JB，Azen SP，Li C，Spruijt-Metz D，Palmer PH，Chou C，**Lee L**，Sun P，Johnson CA. Cognitive attributions for smoking among adolescents in China[J]. Addictive Behaviors，2010，35（2）：95-101.

82. Lv J，Chen Y，Wang S，Liu Q，Ren Y，**Li L**，Karrar S. A Survey of Food Nutrition Labels and Packaging in Hangzhou，China[Z].LIPPINCOTT WILLIAMS \& WILKINS 530 WALNUT ST，PHILADELPHIA，PA

19106-3621 USA，2010E114.

83. 苏萌，洪志恒，张婷，吕筠，**李立明**. 中国烟草控制政策扫描 [J]. 中华疾病控制杂志，2011，15（01）：62-65.

84. **李立明**，吕筠. 中国慢性病研究及防治实践的历史与现状 [J]. 中华流行病学杂志，2011，32（8）：741-745.

85. 张耀文，张渊，许祖华，金建敏，沈玉美，祝国英，王瑾，陈玮华，胡漪清，**李立明**，胡永华，曹卫华，詹思延. 在社区张贴海报宣传脑卒中防治知识的过程评价 [J]. 中华疾病控制杂志，2011，15（03）：225-227.

86. 王波，陈君石，詹思延，孙静，**李立明**. 社会动员与社会营销在成年女性中推广铁强化酱油的有效性 [J]. 卫生研究，2011，40（03）：334-337.

87. 李昱，吕筠，**李立明**. 决策点提示对于促进走楼梯的效果评价研究 [J]. 中华流行病学杂志，2011，32（3）：248-251.

88. 洪志恒，王胜锋，刘淼，杨雅平，陈勇，刘庆敏，任艳军，吕筠，**李立明**. 杭州市超市消费者预包装食品营养标签行为流行病学调查 [J]. 中华流行病学杂志，

2011，32（7）：657-660.

89. 苏萌，杜宇坤，吕筠，**李立明**. 城市体力活动相关建
成环境的评价工具进展 [J]. 中华流行病学杂志，2011，
32（6）：632-635.

90. Wang S，Shu Z，Tao Q，Yu C，Zhan S，**Li L**. Uric
acid and incident chronic kidney disease in a large health
check-up population in Taiwan[J]. Nephrology，2011，
16（8）：767-776.

91. Palmer PH，Xie B，**Lee L**，Chou C，Sun P，
Hemingway B，Johnson CA. The China Seven Cities
Study（CSCS）consortium：adapting evidence-based
prevention science from west to east[J]. Translational
Behavioral Medicine，2011，1（2）：283-288.

92. Wang S，Chen Y，Liu M，Hong Z，Sun D，Du Y，Su M，
Yu C，Liu Q，Ren Y，Lv J，**Li L**. The Changes of
Nutrition Labeling of Packaged Food in Hangzhou in
China during 2008—2010[J]. PLOS ONE，2011，6（12）：
e28443.

93. Lv J，Liu Q，Ren Y，Gong T，Wang S，**Li L**. Socio-
demographic association of multiple modifiable lifestyle
risk factors and their clustering in a representative

urban population of adults: a cross-sectional study in Hangzhou, China[J]. International Journal of Behavioral Nutrition and Physical Activity, 2011, 8 (1): 40.

94. Wu Y, Hu Y, Tang X, He L, Ren T, Tao Q, Qin X, Sun N, Wang H, Cao W, Wu T, Zhan S, Wang J, Chen W, **Li L**. Long-Term Efficacy and Tolerability of a Fixed-Dose Combination of Antihypertensive Agents[J]. Clinical Drug Investigation, 2011, 31 (11): 1.

95. Chen Q, Yu C, Tang X, Chen D, Tian J, Cao Y, Fan W, Cao W, Zhan S, Lv J, Guo X, Hu Y, **Lee L**. Interactions of renin-angiotensin system gene polymorphisms and antihypertensive effect of benazepril in Chinese population[J]. Pharmacogenomics, 2011, 12 (5): 735-743.

96. Lv J, Su M, Hong Z, Zhang T, Huang X, Wang B, **Li L**. Implementation of the WHO Framework Convention on Tobacco Control in mainland China[J]. Tobacco Control, 2011, 20 (4): 309-314.

97. Blakely T, Pega F, Nakamura Y, Beaglehole R, **Lee L**, Tukuitonga CF. Health status and epidemiological capacity and prospects: WHO Western Pacific Region[J].

International Journal of Epidemiology，2011，40（4）：1109-1121.

98．田君，唐迅，余灿清，陈大方，陈卿，曹洋，范雯怡，曹卫华，詹思延，吕筠，郭晓霞，**李立明**，胡永华．ACE2 基因多态性与苯那普利降压效果相关性 [J]. 中国公共卫生，2011，27（10）：1231-1233.

99．Lv J，Chen Y，Wang S，Liu Q，Ren Y，Karrar S，**Li L**. A survey of nutrition labels and fats，sugars，and sodium ingredients in commercial packaged foods in Hangzhou，China[J]. Public Health Rep，2011，126（1）：116-122.

100．王胜锋，孙点剑一，杜宇坤，刘淼，洪志恒，刘庆敏，任艳军，吕筠，**李立明**. 2008 年和 2010 年杭州市国产预包装食品营养标签标示变化调查 [J]. 中国食品卫生杂志，2011（05）：459-464.

101．刘淼，吕筠，**李立明**. 1990-2009 年中国主要慢性病研究文献回顾性分析 [J]. 中华流行病学杂志，2011，32（7）：724-726.

102．刘淼，王胜锋，陈勇，洪志恒，孙点剑一，杜宇坤，苏萌，杨雅平，刘庆敏，任艳军，余灿清，吕筠，**李立明**. 杭州市售婴幼儿食品营养标签调查 [J]. 中国公共卫生，2012，28（02）：168-169.

103. 任艳军，刘庆敏，吕筠，**李立明**. 杭州市城区初中生体力活动行为与认知状况调查 [J]. 中华流行病学杂志，2012，33（7）：672-675.

104. 李昱，吕筠，刘庆敏，任艳军，**李立明**. 杭州市 3 个城区初中生体力活动达标率及其关联因素分析 [J]. 中华流行病学杂志，2012，33（6）：584-587.

105. 杜宇坤，苏萌，吕筠，**李立明**. 城市体力活动相关建成环境评价工具信度和效度研究进展 [J]. 中华流行病学杂志，2012，33（2）：239-241.

106. 杜宇坤，苏萌，刘庆敏，任艳军，**李立明**，吕筠. 城市体力活动相关建成环境客观评价工具的信度和效度研究 [J]. 中华疾病控制杂志，2012，16（07）：551-555.

107. Gruder CL，Trinidad DR，Palmer PH，Xie B，**Li L**，Johnson CA. Tobacco Smoking，Quitting，and Relapsing Among Adult Males in Mainland China：The China Seven Cities Study[J]. Nicotine & Tobacco Research，2012，15（1）：223-230.

108. Langrish JP，Li X，Wang S，Lee MMY，Barnes GD，Miller MR，Cassee FR，Boon NA，Donaldson K，

Li J，**Li L**，Mills NL，Newby DE，Jiang L. Reducing Personal Exposure to Particulate Air Pollution Improves Cardiovascular Health in Patients with Coronary Heart Disease[J]. Environmental Health Perspectives，2012，120（3）：367-372.

109. 吴超群，谭亚运，王胜锋，余灿清，吕筠，**李立明**. 中国 12 城市烟酒食品零售业和餐饮场所控烟标识设置情况的调查 [J]. 中华流行病学杂志，2013，34（7）：668-672.

110. 吴超群，吕筠，**李立明**. 体力活动、膳食和吸烟行为的环境影响因素 [J]. 中华疾病控制杂志，2013，17（05）：442-446.

111. 高放，刘庆敏，任艳军，何平平，吕筠，**李立明**. 社区综合干预对居民体力活动水平的短期影响 [J]. 中华流行病学杂志，2013，34（6）：582-585.

112. 王耕，**李立明**，胡永华，詹思延，吕筠，高文静，余灿清，王胜锋，王瑾，戴立强，曹卫华. 上海市社区人群高血压危险因素聚集与患病关系的研究 [J]. 中华高血压杂志，2013，34（09）：800.

113. 刘庆敏，任艳军，曹承建，刘冰，吕筠，**李立明**. 杭州市社区医务人员控烟培训与控烟意识及行为的

关联研究 [J]. 中华流行病学杂志，2013，34（8）：770-773.

114. 马先富，刘庆敏，任艳军，吕筠，**李立明**. 杭州市企业职工慢性病相关指标异常率及影响因素分析 [J]. 中华流行病学杂志，2013，34（10）：1049-1050.

115. 任艳军，刘庆敏，曹承建，吕筠，**李立明**. 杭州市城区初中生蔬菜水果摄入情况及影响因素分析 [J]. 中华流行病学杂志，2013，34（3）：236-240.

116. Lv J，Liu M，Jiang Y，**Li LM**. Prevention and control of major non-communicable diseases in China from 1990 to 2009：results of a two-round Delphi survey[J]. Glob Health Action，2013，6：20004.

117. Gong T，Lv J，Liu Q，Ren Y，**Li L**，Kawachi I. Audit of tobacco retail outlets in Hangzhou，China[J]. Tobacco Control，2013，22（4）：245-249.

118. Chen Q，Wang J，Tian J，Tang X，Yu C，Marshall RJ，Chen D，Cao W，Zhan S，Lv J，**Lee L**，Hu Y. Association between Ambient Temperature and Blood Pressure and Blood Pressure Regulators：1831 Hypertensive Patients Followed Up for Three Years[J]. PLOS ONE，2013，8（12）：e84522.

119．何平平，刘庆敏，任艳军，高放，吕筠，**李立明**．2010 年《杭州市公共场所控制吸烟条例》施行前后城区居民烟草相关知识和行为变化情况 [J]．中华流行病学杂志，2013，34（4）：351-355．

120．王胜锋，刘清，刘庆敏，任艳军，吕筠，**李立明**．综合干预对杭州市社区医务人员提供戒烟咨询的效果及影响因素分析 [J]．中华流行病学杂志，2014，35（9）：1002-1006．

121．刘冰，刘庆敏，任艳军，吕筠，**李立明**．社区医务人员营养培训与其干预意识及行为的关联研究 [J]．浙江预防医学，2014（05）：467-472．

122．谢春艳，秦晨曦，王耕，余灿清，王瑾，戴立强，吕筠，高文静，王胜锋，詹思延，胡永华，曹卫华，**李立明**．上海市社区退休人群社会经济地位与心血管疾病患病关系研究 [J]．中华流行病学杂志，2014（5）：500-504．

123．马先富，刘庆敏，任艳军，吕筠，**李立明**．杭州市企业职工健康认知对行为的影响研究 [J]．中国农村卫生事业管理，2014，34（03）：283-286．

124．刘庆敏，马先富，任艳军，吕筠，**李立明**．杭州市企业职工代谢综合征流行病学调查 [J]．中国公共卫生，2014，30（10）：1327-1330.

125. 任艳军，刘庆敏，曹承建，吕筠，**李立明**. 杭州市城区初中教职工体力活动水平的影响因素分析 [J]. 中华流行病学杂志，2014（5）：537-541.

126. 赵南茜，梁宝婧，何平平，**李立明**，吕筠. 北京市部分餐馆就餐者膳食钠摄入水平的调查 [J]. 中华流行病学杂志，2014，35（4）：393-396.

127. Su M, Du Y, Liu Q, Ren Y, Kawachi I, Lv J, **Li L**. Objective assessment of urban built environment related to physical activity —— development, reliability and validity of the China Urban Built Environment Scan Tool（CUBEST）[J]. BMC Public Health, 2014, 14（1）: 109.

128. Su M, Tan Y, Liu Q, Ren Y, Kawachi I, **Li L**, Lv J. Association between perceived urban built environment attributes and leisure-time physical activity among adults in Hangzhou, China[J]. Preventive Medicine, 2014, 66: 60-64.

129. Lv J, Liu QM, Ren YJ, He PP, Wang SF, Gao F, **Li LM**. A community-based multilevel intervention for smoking, physical activity and diet: short-

term findings from the Community Interventions for Health programme in Hangzhou，China[J]. Journal of Epidemiology & Community Health，2014，68（4）：333-339.

130. 谭亚运，秦晨曦，梁宝婧，吴超群，吕筠，**李立明**. 中国 12 城市自行车道设置情况调查 [J]. 中华流行病学杂志，2015，36（4）：304-308.

131. 刘庆敏，马先富，任艳军，吕筠，**李立明**. 三种代谢综合征诊断标准在杭州市企业职工人群中的应用比较 [J]. 中国预防医学杂志，2015（11）：865-870.

132. 刘冰，刘庆敏，任艳军，曹承建，吕筠，**李立明**. 杭州市社区医务人员体力活动干预效果评价及影响因素分析 [J]. 中华预防医学杂志，2015，49（12）：1104-1107.

133. 刘庆敏，刘冰，任艳军，曹承建，吕筠，**李立明**. 杭州市社区医务人员慢性病防治技能干预效果评价 [J]. 中华流行病学杂志，2015，36（11）：1226-1230.

134. 刘庆敏，任艳军，曹承建，苏萌，吕筠，**李立明**. 杭州市城区成年居民步行时间与建成环境主观感知的关联分析 [J]. 中华流行病学杂志，2015，36（10）：1085-1088.

135. 任艳军，刘庆敏，曹承建，苏萌，吕筠，**李立明**. 杭州市城区不同特征人群对体力活动相关建成环境的主观感知评价 [J]. 中华流行病学杂志，2015，36（10）：1089-1094.

136. **李立明**. 改良家庭医生责任制管理在社区糖尿病患者中的应用 [J]. 中医药管理杂志，2015（19）：131-133.

137. Dyson PA，Anthony D，Fenton B，Stevens DE，Champagne B，**Li L**，Lv J，Ramírez Hernández J，Thankappan KR，Matthews DR. Successful Up-Scaled Population Interventions to Reduce Risk Factors for Non-Communicable Disease in Adults：Results from the International Community Interventions for Health（CIH）Project in China，India and Mexico[J]. PLOS ONE，2015，10（4）：e120941.

138. Fan M，Su M，Tan Y，Liu Q，Ren Y，**Li L**，Lv J. Gender，Age，and Education Level Modify the Association between Body Mass Index and Physical Activity：A Cross-Sectional Study in Hangzhou，China[J]. PLOS ONE，2015，10（5）：e125534.

139. Wang X，Liu QM，Ren YJ，Lv J，**Li LM**. Family

influences on physical activity and sedentary behaviours in Chinese junior high school students: a cross-sectional study[J]. BMC Public Health, 2015, 15: 287.

140. Liao C, Tan Y, Wu C, Wang S, Yu C, Cao W, Gao W, Lv J, **Li L**. City Level of Income and Urbanization and Availability of Food Stores and Food Service Places in China[J]. PLOS ONE, 2016, 11 (3): e148745.

出版著作

1. 生态大众健康. 北京：北京医科大学 / 中国协和医科大学联合出版社. 1997.

2. 全国慢性非传染性疾病综合防治社区示范点培训教材. 卫生部疾病控制司. 1999.

3. 今日高血压. 北京：中国医药科技出版社. 2000.

4. 心血管疾病研究进展. 北京：北京医科大学出版社. 2001.

5. 健康圣经：情景彩图（上、下卷）. 北京：华夏出版社. 2003.

6．慢性非传染性疾病预防与控制．北京：中国协和医科
大学出版社．2004．

7．预防慢性病———一项至关重要的投资．2005

8．中国慢性病防治工作系统研究．北京：中国协和医科
大学出版社．2011．

两会提案

1．2008 年《禁止政府机关公款消费烟草制品》

2．2010 年《烟草行业政企分开》

3．2011 年《禁止在室内工作场所和公共场所吸烟的立法
提案》

4．2011 年《国务院成立烟草控烟履约小组》

5．2011 年《敦促国家尽快履行世界卫生组织烟草控制框
架公约》

6．2011 年《烟草行业政企分开再提案》

7．2012 年《烟草行业政企分开再提案》

8．2016 年《推进健康中国的建设》

研究领域之六

循证决策与实践

面对日益加重的疾病负担、日益增长的卫生服务需求、层出不穷的新问题、日趋复杂的利益关系以及稀缺的卫生资源，卫生决策的难度不断提高；而民众要求政府公开透明、科学决策的呼声也日益强烈。李立明教授清楚地认识到，卫生决策过程必须从既往较大的随意性、"暗箱操作"向循证实践的模式转变，以便提高我国卫生决策的科学性、及时性、有效性，并获得民众的信任和支持。

在体会循证医学的理论与实践的基础上，李立明教授开始认真地思考循证思想对于我国公共卫生决策和实践的意义。虽然既往一些决策过程也会利用研究证据，但更多的是有选择性的利用，即只有支持决策者观点的证据才会被考虑。然而这不是真正意义的循证实践。循证决策是有意识地、明确地、审慎地利用现有最好的证据，同时权衡现有资源和社会的价值取向，做出最切合实际的选择。在这个过程中，证据绝不是决策过程中唯一要考虑的因素。正如砖瓦泥水不等于高楼大厦一样，证据本身不是决策，脱离了目标人群、可用资源和价值取向这些信息，证据就成了"无源之水"。循证决策过程就是要保证对相关证据的确定、获取以及对证据质量和适用性的评价，整个过程是系统的、透明的。其他人可以据此了解哪些证据被用来支持决策，这些证据、可获得的资源与价值取向等因素是如何进行整合与权衡。当然，在决策过程中参考了当前最好的证据，并不保证一定可以做出最好的决策，获得最好的结局，但是这样做确实可以增加成功的机会。有些情况下，在努力寻找之后，决策者可能会发现根本没有相关的证据，或者可得的证据很少或质量很差。没有"最佳"证据并能不阻碍决策的进行，也不能成为无所作为的借口。循证决策这种实践允许决策者承认"当前决策基于的证据是不完美的、有缺陷的"。认清证据存在的局限性可以降低政治风险；当决策未按预期发挥作用时，随着新的、高质量的证据不断涌现，决策者可以对既往决策进行重新评估，做出必要的调整改善。

李立明教授利用很多机会向政府部门管理者、专业人员、学生等讲解循证决策与实践的内涵，希望引起更多人的关注，理解和认同是转变的开始。当然，决策模式的转变不可能一蹴而就，必定经历一个漫长的、螺旋上升的过程。李立明教授也清楚地认识到来自方方面面的障碍。例如，来自我国本土的高质量的研究证据难以满足决策的需要，而发达国家的证据对我国人群的适用性有限。此外，作为循证决策过程中的两组关键人物，决策者与研究者在沟通和合作上还存在一定的障碍，两者在兴趣点、认识解释问题的方式、使用的术语、时间进度和资助系统等方面均存在明显的差异。

基于对人群重大公共卫生问题和亟待解决的决策问题的深刻理解，李立明教授带领其团队，并联合国内外领先的专业团

队，踏实做事，建立了我国最大的双生子登记系统以及全球领
先的人群队列。潜心研究，十年磨一剑，李立明教授通过生产
高质量的本土人群证据，以实际行动践行循证之路。

综上，李立明教授在该领域内共发表论文 19 篇，其中核
心期刊 10 篇、SCI 2 篇，累计影响因子 4.598，共被引用 12 次。
以第一作者或通讯 / 责任作者发表论文 18 篇，其中核心期刊
10 篇、SCI 2 篇，累计影响因子 4.598，共被引用 12 次。

附录六

发表论文

1. 詹思延，唐金陵，谢立亚，吴涛，贝东，**李立明**. 中
   医药学术期刊随机对照临床试验文章评阅及建议 [J].
   中国中西医结合杂志，1999（09）：568-570.
2. 林杨，**李立明**. 关于 Meta-分析在医学领域的争鸣 [J].
   中华流行病学杂志，1999，20（01）：54-55.

3. 郭彧，**李立明**. 高血压社区综合防治效果的荟萃分析 [J]. 中华流行病学杂志，2000，21（03）：11-16.

4. 吕筠，**李立明**. 循证公共政策与公共卫生改革路径 [J]. 人文杂志，2006（1）：146-151.

5. **李立明**，吕筠. 关注循证公共卫生决策 [J]. 中华流行病学杂志，2006，27（01）：1-4.

6. 熊玮仪，**李立明**. 1997—2006 年中国已公开发表传染病报告及监测系统评价文献的分析研究 [Z]. 桂林：2007，123-124.

7. 王艳红，**李立明**. 1987 ~ 2003 年卫生统计年报 / 鉴死亡资料的完整性评价 [J]. 中国卫生统计，2007，24（04）：367-371.

8. 王波，詹思延，夏愔愔，**李立明**. 乙二胺四乙酸铁钠改善铁缺乏人群血清铁蛋白水平的系统综述 [J]. 中华预防医学杂志，2008，42（6）：437-441.

9. **李立明**. 公共卫生的绩效考核和循证决策 [J]. 中国医疗前沿，2008，3（2）：14.

10. 邢彦，曹卫华，**李立明**. 艾滋病预防控制与循证医学 [J]. 中国艾滋病性病，2008，14（01）：90-92.

11. Wang B，Zhan S，Xia Y，**Lee L**. Effect of sodium iron ethylenediaminetetra-acetate（NaFeEDTA）on

haemoglobin and serum ferritin in iron-deficient populations：a systematic review and meta-analysis of randomised and quasi-randomised controlled trials[J]. British Journal of Nutrition，2008，100（06）：1169.

12．孙晓东，黄育北，王波，吕筠，**李立明**．中国人群吸烟与胃癌发病关系的 Meta 分析 [J]. 中国慢性病预防与控制，2009，17（03）：247-251.

13．王波，詹思延，孙凤，**李立明**．营养干预的循证评价：对现有循证评价方法的系统综述与评价 [J]. 中华流行病学杂志，2010，31（9）：1062-1067.

14．王波，詹思延，**李立明**．从雌激素替代治疗的历史看临床决策的影响因素 [J]. 医学与哲学，2010，31（22）：4-6.

15．刘淼，黄雪梅，吕筠，**李立明**．中国控烟措施有效性评价研究的系统综述 [J]. 中华流行病学杂志，2011，32（1）：77-80.

16．王波，詹思延，夏愔愔，**李立明**．乙二胺四乙酸铁钠与硫酸亚铁改善铁缺乏的效果比较：对照试验的系统评价 [J]. 现代预防医学，2011，38（07）：1240-1243.

17．刘淼，孙点剑一，吕筠，**李立明**．循证指南参考文献分析在医学研究产出评价中的应用 [J]. 中国循证医学杂志，2011，11（09）：1090-1093.

18．**李立明**．对循证医学与循证健康管理的思考 [J]. 中华健康管理学杂志，2011，05（2）：70-71.

19．Wang L，Peng Z，**Li L**，Norris JL，Wang L，Cao W，Wang N. HIV seroconversion and prevalence rates in heterosexual discordant couples in China：A systematic review and meta-analysis[J]. AIDS Care，2012，24（9）：1059-1070.

研究领域之七

医学与公共卫生教育

第一节 流行病学教育教学

李立明教授作为一名大学老师的同时，也担任院校领导的职务。在他众多的职务和头衔中，他对这两个身份有着极为特殊的感情。事实上，李立明教授的教学与管理生涯，早在1985年便开始了，而他最初所执教的领域便是流行病学。

自1985年起，李立明教授先后承担"流行病学""医学现场研究设计""流行病学研究方法""高级公共卫生""医学人口动力学"和"老年保健流行病学"等本科和研究生专业课程教学。他主编多本流行病学专业教材和教学用书：《流行病学研究实例》（第三卷）（人民卫生出版社，1996年）、卫生部规划教材《流行病学》（第4版）（人民卫生出版社，1999年）、《流行病学进展》（第十卷）（北京医科大学出版社，2002年）、卫生部规划教材《流行病学》（第5版）（人民卫生出版社，2003年）、《流行病学研究实例》（第四卷）（人民卫生出版社，2006年）、卫生部规划教材《流行病学》（第6版）（人民卫生出版社，2007年），主编了我国第一本英文流行病学研究实例《Epidemiological Research Cases in China》（人民卫生出版社，2008年）、《现代流行病学词典》（人民卫生出版社，2010年）、卫生部8年制规划教材《临床流行病学》（第1版）（人民卫生出版社，2011 年)、《中华医学百科全书》(流行病学分卷)(中国协和医科大学出版社，2012 年)和《流行病学》(第 3 版)大参考 (人民卫生出版社，2015 年)(图 7-1)。其中，卫生部规划教材《流行病学》(第 4 版)获得"国家教育部高等优秀教材一等奖"，《流行病学》(第 5 版)获得"国家教育部高等优秀教材二等奖"。

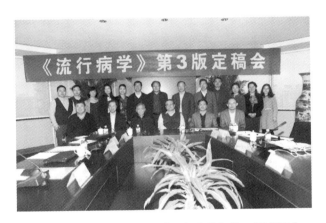

图 7-1　李立明教授主持《流行病学》第 3 版定稿会

在这些教学成果与荣誉背后，李立明教授一直在思考中国公共卫生乃至整个医学教育的改革与发展。接下来就让我们走进李立明教授的教育改革历程，领略他在教书育人中的智慧与韬略。

第二节　公共卫生教育改革与发展

任何有全局意识的教师，在面对当前并不完善的教育体制与环境时，都会有进行教学改革的使命感与紧迫感，因为改革才是推动教学发展的根本途径。

在讲述李立明教授与公共卫生教育改革的故事之前，让我们回顾2003年的非典时期，这是一个不同寻常而又细致入微的切入点。经过了非典疫情的打击后，全国上下都在反思非典带给我们的经验与教训。李立明教授作为抗击非典的领头人和管理者，在非典过后的一次采访中做出如下的发言（图7-2）："非典以后，社会对公共卫生的重视主要体现在硬件的建设、机构的建设、设备的增加和经费投入的加大上，但实际上公共卫生的发展，远远不是经费和硬件就能解决的。这方面很重要的第一是国家公共卫生服务体系建设问题，也就是从中央到地方应该形成一个什么样的公共卫生服务体系；第二是人力资源队伍的建设，她的能力，素质建设……公共卫生的发展，一个是提高我们队伍的能力和素质，一个就是要加强科学研究，加强技术储备，来应对不断出现的新问题，并要认识到一些突发问题的不可预测性，做好各项应急准备。政府也要重视这支队伍的使用、培养和稳定，以及公共卫生体系建设可持续地健康发展，才能防患于未然，做好各项工作"。

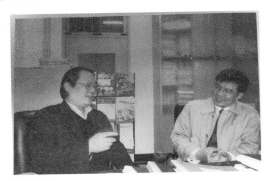

图 7-2　李立明教授于 2003 年 11 接受中央电视台
《新闻调查》栏目采访

在这里，李立明教授认为非典带给我们的启示是巨大的，他格外强调了公共卫生人才的培养，这对于我国卫生防疫事业来讲，既是基石也是挑战。这次采访只是李立明教授丰富的工作经历中的一个剪影，但却充分反映了他对公共卫生教育的深刻理解和高度重视（图 7-3）。惊鸿一瞥中，便可见得他对医学

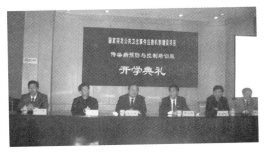

图 7-3　李立明教授于 2004 年出席国家突发公共卫生事件
应急机制建设项目传染病预防与控制培训班开学典礼

教育事业的拳拳之心。

李立明教授自 1988 年就开始进行国际公共卫生教育比较研究，并开始在北京医科大学（现北京大学医学部）公共卫生学院进行课程改革，加强社会行为科学、公共卫生管理、卫生经济、健康教育与促进、人口动力学、医学伦理学等课程的建设，加强公共卫生实践性教学，建立房山、青岛等社会实践教学基地。李立明教授于 1990 年完成了中美公共卫生教育比较研究的课题，并于 1991 年开始担任协和公共卫生学院教学副院长（当时是由北京医科大学、中国协和医科大学和中国预防医学科学院三家联合办学），开始招收我国第一批应用型公共卫生专业硕士研究生（即后来的 Master of public health，MPH）并进行教学实践与培养（图 7-4）。1997 年他完成了中美公共卫生历史、现状与展望的研究课题。2000 年和 2002 年，他主

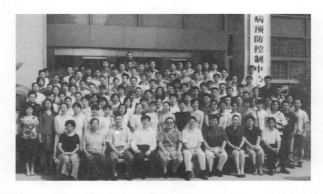

图 7-4 李立明教授与首批中国疾病预防控制中心研究生合影

持的《应用型公共卫生硕士研究生培养模式研究与实践》先后
获"北京市高等教育教学成果一等奖"和"国家高等教育教学
成果二等奖"。

　　在协和公共卫生学院应用型研究生培养的基础上，我国于
2002 年开始试点培养中国的应用型公共卫生硕士。作为该项
目在中国的倡导者和最早实践者，李立明教授一直参与和关注
MPH 的培养与教育，先后主持召开了多次公共卫生硕士教育
研讨会，不断改进和完善培养内容和方式，并就此给教育部和
国务院学位办提出了意见和建议（图 7-5）。

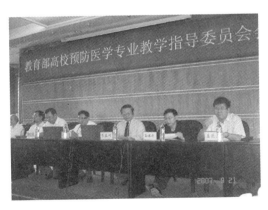

图 7-5　李立明教授于 2007 年 9 月出席教育部高校
预防医学专业教学指导委员会会议

　　在李立明教授最近的几次谈话中，他还提出进一步设立应
用型公共卫生博士（Doctor of public health，DrPH）学位的想

法。然而他同时也指出，改革之路并非一帆风顺，困难还是长期存在的。李立明教授认为，当前应用型人才培养模式和课程设置与学术型人才并无本质差别，导致培养重点和培养目标的偏离与模糊化，这可能是进一步推广和发展应用型教学的主要障碍与问题，亟待教育工作者与各级领导共同探讨和解决。

第三节　医学教育改革与发展

李立明教授在数十年的教学管理工作中，除了致力于公共卫生领域的人才培养与发展之外，还对中国的整个医学教育体系改革做出了突出的贡献。

调任至北京协和医学院、中国医学科学院后，李立明教授先后接任了教学副院校长和党委书记的职务，深入探索和思考了协和医学精英教育及临床教育改革（图7-6）。其间，李立明教授倡导的《北京协和医学院中国第一个医学博士＋理学博士双博士培养模式的建立和探索》项目于2009年获得了"北京市教委教学成果（高等教育）一等奖"和"教育部国家级教学成果奖"二等奖。

李立明教授在协和任职期间，多次出席学生活动。他在与同学、年轻医师们的谈话交流中多次提及协和医学精英教育理念，他说道："协和真的是一个宝库，是中国现代医学教育的摇篮"。"精英教育"也是李立明教授带领的教学评估团队总结出来的。他认为协和之所以发展到今天，是因为坚持了"医学精英教学"的理念。比如，三基三严、高进优教严出、宽水养鱼、个体化教育……这些都是"精英教育"的内涵。但实际除了这些，协和精英教育还有很多其他丰富的内涵。比如，中国的住院医师规范化培训制就是从协和开始的，到现在协和依然在坚持三年住院医师培训，几十年下来，全国只有协和做到了真正意义上的住院医师规范化培训。

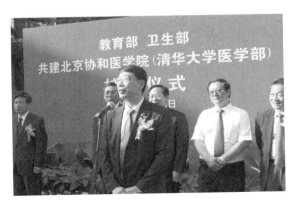

图 7-6　李立明教授出席教育部、卫生部共建北京协和医学院（清华大学医学部）挂牌仪式

然而李立明教授也逐渐发现协和教育、环境中存在的种种问题。现在医学教育的一体化，"5+3 模式培养"的实施都证明了协和住院医师教育培训实践的正确性，但是协和却没有在全国起到引领作用。李立明教授不断反思着其中的原因，他说道："今天的协和不是靠领导给的，是靠老百姓的口碑给的。我们现在正在抓协和的人文教育，职业素养工程，这些都是在恢复、强调医学教育的本真"。

十年树木，百年树人。优秀的医学人才是推动我国医学事业发展的原动力。李立明教授深谙其中的道理，因此花费大量的时间去思考、去探索、去实践，不遗余力地在我国医学教育及改革道路上继续前行。

李立明教授在该领域内共编写著作 27 部，发表论文 58 篇，其中核心期刊 31 篇、SCI 3 篇，累计影响因子 4.662、共被引用 11 次。以第一作者或通讯 / 责任作者发表论文 35 篇，其中核心期刊 19 篇、SCI 1 篇，累计影响因子 1.35，共被引用 4 次。

附录七

获奖情况

1. 1995 年获"北京市优秀教师"

2. 2000 年《应用型公共卫生硕士研究生培养模式研究与实践》获"北京市高等教育教学成果一等奖"

3. 2002 年《应用型公共卫生硕士研究生培养模式研究与实践》获"国家高等教育教学成果二等奖"

4. 2002 年获美国南加州大学"年度优秀教授奖"

5. 2003 年《流行病学》(第 4 版)获"国家教育部高等优秀教材一等奖"

6. 2005 年《流行病学》(第 5 版)获"国家教育部高等优秀教材二等奖"

7. 2009 年《北京协和医学院中国第一个医学博士＋理学博士双博士培养模式的建立和探索》获"北京市教委教学成果(高等教育)一等奖"

8. 2009 年《北京协和医学院中国第一个医学博士＋理学

博士双博士培养模式的建立和探索》获"教育部国家级教学成果奖"二等奖

9. 2010 年获"英国皇家内科医学院公共卫生学院最高荣誉院士"

发表论文

1. **李立明**. 面向二十一世纪挑战的中国预防医学专业教育 [J]. 现代预防医学，1994（01）：54-56.

2. **李立明**，李晓晖. 美国公共卫生教育的历史、现状及展望 [J]. 中国高等医学教育，1995（04）：43-45.

3. 李晓晖，**李立明**，郑锡文. 流行病学知识问答 [J]. 中华流行病学杂志，1996（6）：60-63.

4. **李立明**，李晓晖. 美国的公共卫生教育 [J]. 国外医学（医学教育分册），1997（02）：8-11.

5. **李立明**. 怀念钱宇平教授 [J]. 中华流行病学杂志，1997（5）：319-320.

6. **李立明**. 一位智者"愚人"的轨迹——记流行病学专家曹家琪教授 [J]. 中华预防医学杂志，1998，32（03）：4-6.

7. 王青，宋文质，康风娥，**李立明**. 应用型公共卫生硕士研究生培养模式的研究 [J]. 中国公共卫生管理，2000（06）：428-430.

8．李晓晖，詹思延，**李立明**．随机化临床试验结果分析和解释的几个问题 [J]. 中华医学杂志，2000（06）：74-76.

9．王青，康凤娥，宋文质，**李立明**．中国公共卫生教育改革的思考 [J]. 医学教育，2001（02）：1-4.

10．吕繁，**李立明**．现场流行病学培训项目及其发展 [J]. 中国预防医学杂志，2001，2（4）：300-302.

11．陶秋山，**李立明**．流行病学病因研究中的理论问题与研究方法展望 [J]. 中华流行病学杂志，2001，22（05）：69-71.

12．**李立明**．流行病学进展回顾 [J]. 中华流行病学杂志，2002，23（z1）：1-3.

13．詹思延，**李立明**．坚信实践第一　理论实践并行——记我国流行病学家魏承毓教授 [J]. 中华流行病学杂志，2002，23（01）：73-74.

14．陶秋山，**李立明**．基于虚拟事实理论的病因效应模型 [J]. 中华流行病学杂志，2002，23（1）：60-62.

15．李大林，**李立明**．基因 - 环境交互作用研究方法：无对照病例研究 [J]. 中华流行病学杂志，2002，23（04）：

67-70.

16. 吕筠，**李立明**．DNA 混合分析技术 [J]. 中国公共卫生，2002，18（12）：1517-1519.

17. 任涛，詹思延，沈霞，孟凡亚，胡永华，**李立明**．流行病学研究中的偏倚与混杂 [J]. 中华流行病学杂志，2004，25（09）：83-85.

18. 陶秋山，詹思延，**李立明**．流行病学研究中的病因与病因推断 [J]. 中华流行病学杂志，2004，25（11）：1000-1003.

19. 吴涛，詹思延，**李立明**．流行病学实验研究发展历史 [J]. 中华流行病学杂志，2004，25（07）：87-90.

20. **李大林**，詹思延，**李立明**．流行病学方法的历史回顾——爆发调查简史 [J]. 中华流行病学杂志，2004（01）：87-89.

21. 秦颖，詹思延，**李立明**．流行病学队列研究的历史回顾 [J]. 中华流行病学杂志，2004，25（05）：86-88.

22. 陈延，詹思延，**李立明**．病例对照研究发展历史 [J]. 中华流行病学杂志，2004，25（03）：95-97.

23. **李立明**．传承协和精神　共创美好未来 [J]. 中华护理教育，2006，3（01）：4.

24. 吕筠，**李立明**．现代流行病学专业人员需要具备的

核心能力 [J]. 中国公共卫生管理，2007，23（05）：403-405.

25. 吕筠，**李立明**. 流行病学学科的发展与困惑 [Z]. 桂林：2007，1-3.

26. 王艳红，**李立明**，李天霖.《全国卫生统计年报（/鉴)》1987-2003 年资料可靠性评价 [J]. 中华流行病学杂志，2007，28（2）：195-198.

27. 蔡楠，吕筠，**李立明**. 中美公共卫生硕士教育比较研究 [J]. 现代预防医学，2008，35（15）：2893-2895.

28. 吕筠，何平平，涂文校，**李立明**. 整群抽样调查数据分析中应正确计算抽样误差 [J]. 中华流行病学杂志，2008，29（1）：78-80.

29. 罗明普，董炳琨，**李立明**，林长胜，黄建始，管远志，董澍，刘德培. 吴阶平医学教育思想与协和医学精英教育传统 [J]. 中华医学教育杂志，2008，28（3）：13-14，27.

30. 董澍，冯佩之，董炳琨，罗慰慈，**李立明**，林长胜，管远志，胡志民，罗明普，刘德培. 吴阶平医学教育思想形成的主要因素探析 [J]. 中华医学教育杂志，2008，28（2）：11-13.

31. **李立明**，王艳红，吕筠. 流行病学发展的回顾与展望

[J]. 中华疾病控制杂志，2008，12（04）：304-308.

32. 吕筠，何平平，**李立明**. 复杂抽样调查数据实例分析 [J]. 中华流行病学杂志，2008，29（8）：832-835.

33. 张婷，梁瑞英，吕筠，曹卫华，**李立明**. 近年来《中华流行病学杂志》上发表的横断面研究报告完整性评价 [J]. 中华流行病学杂志，2009，30（1）：85-86.

34. 余灿清，**李立明**. 假阳性结果报告率在分子流行病学研究中的应用 [J]. 中华预防医学杂志，2009，43（12）：1141-1142.

35. 吕筠，刘庆敏，任艳军，王文凤，宫廷，**李立明**. 单纯随机抽样设计在社区人群调查中的应用 [Z]. 中国北京：2009，1.

36. **李立明**，余灿清，吕筠. 现代流行病学的发展与展望 [J]. 中华疾病控制杂志，2010，14（01）：1-5.

37. 吕筠，蔡楠，李希，**李立明**. 我国公共卫生硕士专业学位研究生培养状况调查 [J]. 中华医学教育杂志，2010，30（5）：771-774.

38. 余灿清，吕筠，**李立明**. 病例镜像研究设计 [J]. 中华预防医学杂志，2010，44（2）：157-159.

39. Griffiths SM，**Li LM**，Tang JL，Ma X，Hu YH，Meng QY，Fu H. The challenges of public health

education with a particular reference to China[J]. Public Health，2010，124（4）：218-224.

40．李响，**李立明**，金涛．中国八年制医学教育与美国医学教育的差距 [J]. 中华医学教育杂志，2011，31（4）：634-637.

41．吕筠，**李立明**．我国流行病学专业教学的发展与展望 [J]. 中华流行病学杂志，2011，32（6）：547-549.

42．郑锡文，**李立明**．我国流行病学学会成立和发展的历程Ⅱ.1997-2010 年工作回顾 [J]. 中华流行病学杂志，2011，32（4）：330-334.

43．孙点剑一，吕筠，王胜锋，李昱，詹思延，**李立明**．全国高等学校规划教材《流行病学》（第 6 版）使用情况调查 [J]. 中华医学教育杂志，2011，31（6）：887-890.

44．王波，袁钟，**李立明**．加强我国卫生领域科研诚信建设的重要性 [J]. 医学与哲学（人文社会医学版），2011，32（04）：18-19.

45．任经天，王胜锋，侯永芳，杜晓曦，**李立明**．常用药品不良反应信号检测方法介绍 [J]. 中国药物警戒，2011，8（05）：294-298.

46．任经天，王胜锋，侯永芳，杜晓曦，**李立明**．常用药品不良反应信号检测方法比较研究 [J]. 中国药物警戒，2011，08（06）：356-359.

47. **Li LM**，Tang JL，Lv J，Jiang Y，Griffiths SM. The need for integration in health sciences sets the future direction for public health education[J]. Public Health，2011，125（1）：20-24.

48. 任涛，胡永华，**李立明**."十一五"期间预防医学高等教育规划教材现况分析 [J]. 中国公共卫生管理，2011，27（01）：1-3.

49. **李立明**，詹思延. 流行病学研究实例 [J]. 2012：245-248.

50. 张勤，**李立明**，巴德年. 8 年制医学专业医学预科课程设置的探讨 [J]. 基础医学与临床，2012，32（08）：983-986.

51. **李立明**. 公卫人才培养要分门别类 [J]. 中国卫生，2013（1）：82.

52. Zhang Q，**Lee L**，Gruppen LD，Ba D. Medical education：Changes and perspectives[J]. Medical Teacher，2013，35（8）：621-627.

53. 王玉，唐菲，王云峰，**李立明**. 中国八年制医学生职业素养培育内容、方法与途径 [J]. 基础医学与临床，

2014，34（04）：573-576.

54．王胜锋，朱燕萍，贺婧，郝卫东，胡永华，**李立明**．北京大学全日制公共卫生硕士研究生教育现况调查 [J]．中华医学教育杂志，2014，34（6）：909-914.

55．张勤，张玢，**李立明**，管远志．我国八年制医学专业教育研究文献分析 [J]．中华医学教育探索杂志，2015，14（5）：433-438.

56．张勤，**李立明**．国外医学教育课程设置及改革趋势的比较 [J]．基础医学与临床，2015（09）：1281-1284.

57．张勤，管远志，**李立明**．北京协和医学院八年制医学专业医学预科教育发展历程 [J]．协和医学杂志，2015，6（6）：477-480.

58．张勤，**李立明**．北京协和医学院八年制医学专业课程改革的调查研究 [J]．医学教育管理，2015（01）：59-62.

出版著作

1．流行病学．北京：中医古籍出版社．1989.

2．流行病学研究方法（研究生实习指导）第 2 版．北京：北京医科大学出版社．1990.

3．中国大百科全书（现代医学卷）．北京：中国大百科全书出版社．1993.

4．现代流行病学．北京：北京医科大学．协和医科大学联合出版社．1994.

5．老年保健流行病学．北京医科大学、中国协和医科大学联合出版社．1996.

6．流行病学研究实例．3卷．人民卫生出版社．1996.

7．流行病学．4版．人民卫生出版社．1999.

8．现代流行病学．北京：人民卫生出版社．2001

9．流行病学进展．10卷．北京医科大学出版社．2002.

10．流行病学．5版．人民卫生出版社．2003.

11．中国康复医学．北京：华夏出版社．2003.

12．Global public health：a new era. oxford：Oxford University Press，2003.

13．流行病学研究实例．4卷．人民卫生出版社．2006.

14．流行病学．6版．人民卫生出版社．2007.

15．流行病学（第11卷）．北京：人民卫生出版社．2007.

16．Epidemiological Research Cases in China. People's Medical Publishing House. 2008.

17．现代流行病学．2版．北京：人民卫生出版社．2008.

18．ROSE预防医学策略．北京：中国协和医科大学出版社．2009.

19．Global public health-a new era. 2nd Ed. New York: Oxford University Press. 2009

20．流行病学进展．12 卷．北京：人民卫生出版社．2010.

21．现代流行病学词典．人民卫生出版社．2010.

22．临床流行病学．1 版．人民卫生出版社．2011.

23．中华医学百科全书：流行病学分卷．中国协和医科大学出版社．2012.

24．流行病学．2 版．北京：人民卫生出版社．2012.

25．老年保健流行病学．2 版．北京大学医学出版社．2015.

26．流行病学．3 版．人民卫生出版社．2015.

27．中国公共卫生理论与实践．人民卫生出版社．2016.

研究领域之八

公共卫生体系改革与发展

　　根据工作需要，2000 年 11 月李立明教授从北京大学校长助理兼医学部副主任的岗位调任至中国预防医学科学院任院长，担负起组建中国疾病预防控制中心的重任（图 8-1、图 8-2）。

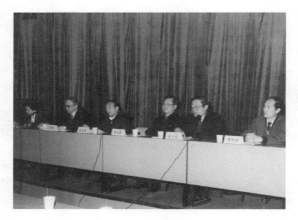

图 8-1　时任卫生部部长张文康于 2000 年在北京宣布李立明教授为中国预防医学科学院院长

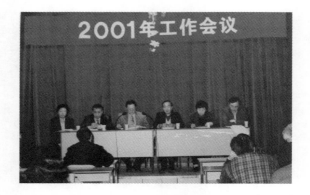

图 8-2　李立明教授于 2001 年 3 月在北京参加中国预防医学科学院工作会议并发表讲话

　　从学院理论派走向社会实践派的李立明教授，不仅是理论上的巨人，也绝不愿做行动上的矮子。早在新世纪到来之前，他就认为病毒性传染病、慢性非传染性疾病的预防和控制是21世纪我国公共卫生面临的主要挑战。他还同时发现我国存在卫生资源配置和结构不合理，公共卫生经费在卫生总费用中占比不足，城乡卫生资源分配不合理，不同专业不同部门之间机构设置交叉重叠又使得不足的卫生资源得不到合理的利用等诸多问题。李立明教授对于解决这些问题的理念在当今的医疗体制改革中仍熠熠生辉，足见他眼界之长远。进入21世纪，人类健康面临着双重疾病负担，人口老龄化、环境变化及其引发的卫生问题、食品和药品的安全有效性、职业危害、伤害防护和原因不明性疾病等公共卫生问题已成为威胁我国公众健康的重大原因。为应对上述公共卫生问题，前卫生部党组决定组建国家级疾病预防控制中心。而心怀天下的李立明教授也决定走出象牙塔，开始着手建立完善的"大卫生"体系。他深知公共卫生是一项社会回报周期很长的事业，需要一步一步扎实、坚定地走下去。

　　2001年，李立明教授和中国预防医学科学院的书记、两位主任助理（有人戏称之为"四人帮"）开始了全国调研之旅。他们先后前往23个省份的防疫站、防病专业机构和部分公共卫生学院开展调研，了解大家对国家组建疾病预防控制中心的需求和希望，集思广益。与此同时，他还利用中国预防医学科学院最后一批福利房留下的 20 套人才房，在全国广揽人才，先后从四川、上海、云南、河南、宁夏、黑龙江、湖南、甘肃、湖北、北京等省市引进了 18 员虎将，组建起国家疾病预防控制中心的一支生力军，这些人至今仍然在各自的岗位上发挥着不可替代的作用。在前卫生部党组的关怀和支持下，李立明教授跟随时任卫生部部长张文康出访美国，学习、了解美国疾病预防控制中心和国立卫生研究院的机构设置、经费来源和职能任务。这些宝贵的学习、调研经历使得李立明教授对即将组建的以大卫生为标志的国家疾病预防控制中心充满信心。

2002 年，李立明教授在卫生部的直接领导下，在中国预防医学科学院班子成员的共同努力下，在原中国预防医学科学院、中国健康教育所、卫生部工业卫生实验所和中国农村改水中心的基础上设计和组建了中国疾病预防控制中心，并于 2002 年 1 月 23 日在人民大会堂召开了国家疾病预防控制中心和国家卫生监督中心的成立大会（图 8-3、图 8-4、图 8-5、图 8-6），这标志着中国的公共卫生事业翻开了新的一页。时任美国疾病预防控制中心主任的 Jeffrey P. Koplan 在贺词中提到，中国 CDC 的成立对于全世界公共卫生而言具有里程碑式的意义。

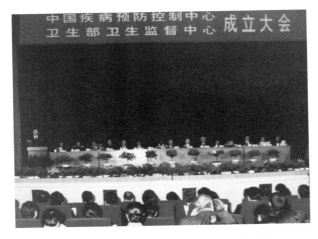

图 8-3　中国疾病预防控制中心成立大会于
2000 年 1 月在人民大会堂举行

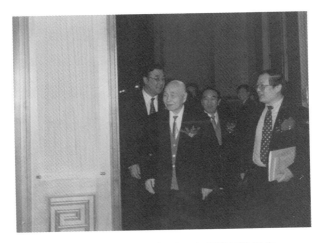

图 8-4　李立明教授与原卫生部部长钱信忠
于 2002 年 1 月在北京参加会议

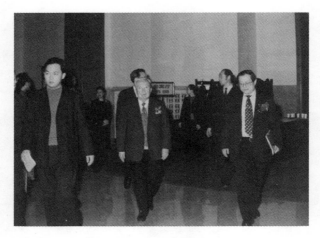

图 8-5　李立明教授与时任全国人大副委员长吴阶平
于 2002 年 1 月在北京参加会议

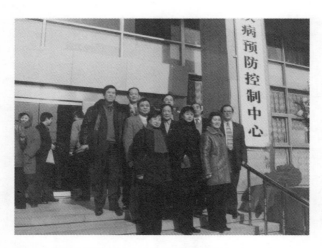

图 8-6　李立明教授作为中国疾病预防控制中心领导之一
于 2002 年 1 月在北京为中心揭牌

2002 年 1 月，李立明教授作为我国疾病预防控制中心代表与美国疾病预防控制中心签订双边主任会谈协议（图 8-7）。这项协议至今仍在实行，这也为我国公共卫生事业的发展起到了巨大的推动作用。

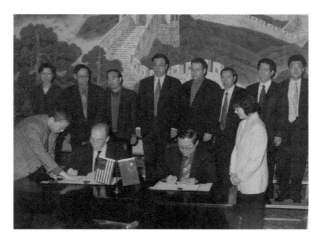

图 8-7　李立明教授于 2002 年 1 月在北京举办的中美疾病预防控制中心主任会谈中与时任美国疾病预防控制中心主任 Jeffrey P. koplan 签订协议

李立明教授不仅是中国预防医学科学院的"末代皇帝"，也是中国疾病预防控制中心开天辟地第一人。他曾说，卫生事业的发展是与国家的社会经济发展是结合在一起的，应该站在全社会系统的高度来认识和研究人民群众的卫生与健康问题，也就是说全社会都应重视、支持、参与医疗卫生和预防保健事业的建设与发展。他组建的疾病预防控制中心提出了以科研为依托，以人才为根本，以疾控为中心的宗旨。从根本上填补了我国国家级疾病预防控制机构的空缺，是中国建立新型国家疾病预防控制体系的关键一步，在中国疾病预防控制和公共卫生事业发展史上写下了浓墨重彩的一笔（图 8-8、图 8-9、图 8-10）。

2002 年 11 月 16 日，广东佛山发现首例重症急性呼吸综合征（severe acute respiratery syndrome，SARS）病例，预示着一场与新发传染病的战斗即将打响。2003 年春天，北京出现了 SARS 的暴发流行，这对还不满周岁的国家疾病预防控制中心和各级疾控系统带来了严峻的考验。李立明教授时任全国非典型肺炎防治领导小组技术支持组组长，带领这支队伍在这场没有硝烟的战斗中发挥了重要的作用（图 8-11、图 8-12、图 8-13、图 8-14、图 8-15）。实践证明，组建国家级疾病预防控

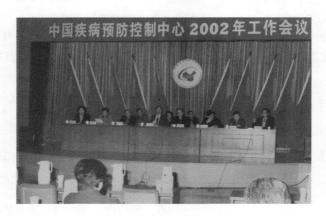

图 8-8　李立明教授于 2002 年 2 月在北京举行的
中国疾病预防控制中心工作会议上发表讲话

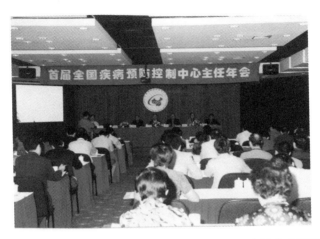

图 8-9　李立明教授于 2002 年 9 月在北京参加首届全国疾病预防控制
中心主任年会

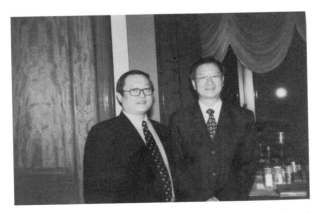

图 8-10　李立明教授于 2002 年 11 月与时任卫生部部长张文康合影

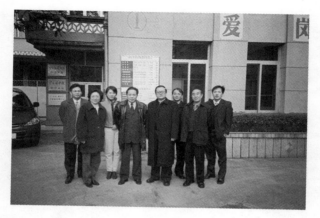

图 8-11 李立明教授于 **2003** 年 **1** 月前往广州考察 **SARS** 疫情

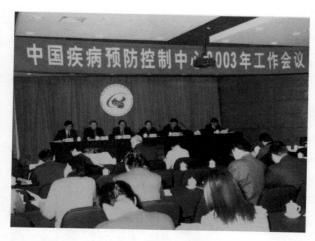

图 8-12 李立明教授于 **2003** 年 **2** 月在北京参加中国疾病预防控制中心
年度工作会议

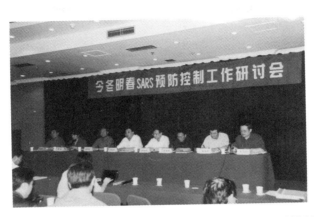

图 8-13 李立明教授于 **2003 年 6 月**在今冬明春 **SARS** 预防控制工作
研讨会上发表讲话

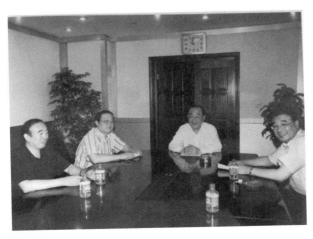

图 8-14 李立明教授于 **2003 年 7 月**陪同时任卫生部常务副部长高强来
中国疾病预防控制中心视察工作

制机构的决策是正确的，效果是显著的。

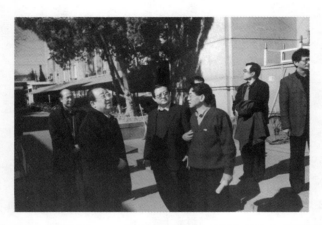

图 8-15 李立明教授于 2003 年陪同时任卫生部副部长朱庆生到病毒研究
合作中心视察工作

2004 年 4 月，由于中国疾病预防控制中心病毒研究所在开展疫苗研制过程中，没有遵守生物安全防护要求，出现了实验室感染病例并造成了社会的二代传播，给社会带来了不良影响。作为中国疾病预防控制中心的第一责任人和法人，李立明教授主动辞去了国家 CDC 主任的职务，暂时离开了繁忙的疾控业务和管理工作，投身于他所热爱的科研、教学事业中。但是他始终没有忘记建立"大公共卫生体系"的梦想，作为全国政协委员的他曾说道："百姓健康不仅是卫生的责任，更是社会和政府的责任"。直到今天李立明教授仍在坚持探索我国医疗体制改革的关键之处、现代公共卫生体系的职能以及我国公共卫生体系面临的挑战及对策。他深知要建立符合我国国情的大公共卫生体系，仍任重而道远，但李立明教授从来没有放松过，还会一步一个脚印的继续走下去。

综上，李立明教授在该领域内共出版著作 7 部，发表论文42 篇，其中核心期刊 14 篇、SCI 5 篇，累计影响因子 88.737，共被引用 440 次。以第一作者或通讯 / 责任作者发表论文 34 篇，其中核心期刊 12 篇、SCI 2 篇，累计影响因子 16.826，共被引用 31 次。

附录八

发表论文

1. **李立明**. 国际公共卫生发展的现状和趋势 [J]. 中国公共卫生管理，1993，9（06）：378-382.

2. 徐缓，**李立明**，宋文质. 关于人类基因研究进展与我国公共卫生事业的积极对策 [J]. 中国公共卫生管理，

2000（04）：256-258.

3. **李立明**. 试论 21 世纪中国公共卫生走向 [J]. 中华预防医学杂志，2001，35（04）：4-5.

4. **李立明**. 21 世纪中国疾病预防与控制面临的挑战与任务 [J]. 中华流行病学杂志，2001（01）：5-6.

5. **李立明**. 中国疾病预防控制中心李立明主任在地方病控制中心成立大会上的讲话 [J]. 中国地方病学杂志，2002，21（04）：4-5.

6. **李立明**. 社会经济发展与公共卫生事业发展的互动作用 [J]. 中国公共卫生，2002，18（01）：5-8.

7. **李立明**，吕筠. 公共卫生领域里的热点问题 [J]. 解放军健康，2002（06）：10-11.

8. 徐缓，颜江瑛，朱志南，**李立明**. 试述人力资源管理 3P 模式在疾病预防控制机构的运用 [J]. 中国卫生，2003（03）：18.

9. **李立明**. 传染性非典型肺炎的流行病学研究任重道远 [J]. 中华流行病学杂志，2003，24（5）：335.

10. 罗会明，余宏杰，倪大新，殷文武，高立东，莫建军，杨维中，颜江瑛，梁国栋，曾光，**李立明**. 传染性非典型肺炎的病因研究和现场调查思路 [J]. 中华流行病学杂志，2003，24（5）：336-339.

11. 杨维中，王汉章，张静，余宏杰，罗会明，倪大新，黄玉英，王茂武，颜江瑛，**李立明**. 传染性非典型肺炎传染性初步分析及其防制措施 [J]. 中华流行病学杂志，2003，24（06）：8-9.

12. **李立明**. 21 世纪我国公共卫生面临的挑战及对策 [J]. 中国健康教育，2003，19（01）：5-7.

13. 王汉章，**李立明**.《传染性非典型肺炎防治管理办法》释评 [J]. 世界医学杂志，2003（12）.

14. 吕筠，**李立明**. 美国 CDC 的历史 [J]. 中国公共卫生管理，2004，20（05）：402-403.

15. 吕筠，**李立明**. 美国 CDC 的改革计划——未来的行动 [J]. 中国公共卫生管理，2004（05）：399-401.

16. **Lee L**. The Current State of Public Health in China[J]. Annual Review of Public Health，2004，25（1）：327-339.

17. **李立明**. 中国公共卫生改革与发展任重道远 [J]. 中国卫生产业，2005（04）：32-33.

18. **李立明**，吕筠. 现代公共卫生的发展及其启示 [J]. 中国公共卫生管理，2006，22（4）：271-274.

19. 吕筠，**李立明**. 我国疾控和监督体系职能与现代公共卫生体系职能内涵的比较 [J]. 中国公共卫生管理，

2006，22（5）：365-368.

20．胡润华，**李立明**．美国疾病预防控制中心简介 [J]. 中华医学科研管理杂志，2006，19（01）：65-66.

21．熊玮仪，**李立明**．传染病监测整合策略概述 [J]. 中华流行病学杂志，2006，27（06）：544-546.

22．吕筠，**李立明**．现代公共卫生体系的基本职能及其内涵 [J]. 中国公共卫生，2007，23（8）：1022-1024.

23．**李立明**，吕筠．现代公共卫生的发展及其启示 [J]. 继续医学教育，2007，21（30）：44-49.

24．邢彦，**李立明**．卫生服务项目评价概述 [J]. 中国公共卫生管理，2007，23（04）：319-321.

25．Liu M，Wu B，Wang WZ，**Lee LM**，Zhang SH，Kong LZ. Stroke in China：epidemiology，prevention，and management strategies[J]. Lancet Neurol，2007，6（5）：456-464.

26．**李立明**．公共卫生是社会问题 [J]. 中国医疗前沿，2008，3（01）：13.

27．**李立明**．公共卫生改革八点建议 [J]. 中国医疗前沿，2008，3（05）：13.

28．**李立明**．实现公共卫生服务均等化：一个全世界共同追求的目标 [J]. 中国卫生，2009（5）．

29. **李立明**. 医学整合：我国医改目标实现的关键 [J]. 医学与哲学（人文社会医学版），2010，31（01）：17-19.

30. 袁爽秋，**李立明**. 护理核心能力的内涵和测评及其发展途径 [J]. 中华医学教育杂志，2010，30（3）：326-328，386.

31. Guo Y，Shibuya K，Cheng G，Rao K，**Lee L**，Tang S. Tracking China's health reform[J]. The Lancet，2010，375（9720）：1056-1058.

32. Xiong W，Lv J，**Li L**. A survey of core and support activities of communicable disease surveillance systems at operating-level CDCs in China[J]. BMC Public Health，2010，10（1）：704.

33. 张婷，吕筠，**李立明**. 整体网络分析法在公共卫生中的应用 [J]. 中华流行病学杂志，2011，32（4）：416-418.

34. Beaglehole R，Bonita R，Alleyne G，Horton R，**Li L**，Lincoln P，Mbanya JC，Mckee M，Moodie R，Nishtar S，Piot P，Reddy KS，Stuckler D. UN High-Level Meeting on Non-Communicable Diseases：addressing four questions[J]. The Lancet，2011，378（9789）：449-

455.

35. **李立明**. 新中国公共卫生六十年的成就与展望 [J]. 中国公共卫生管理，2014（01）：3-4.

36. **李立明**. 新中国公共卫生 60 年的思考 [J]. 中国公共卫生管理，2014（03）：311-315.

37. **李立明**. 凝心聚力 关注民生 同心协力 献身疾控——在中华医学会中华流行病学杂志编辑委员会第七届换届会议上的讲话 [J]. 中华流行病学杂志，2014，35（11）：1183.

38. **李立明**. 基层乡镇卫生院医院感染现状分析及对策探讨 [J]. 中医药管理杂志，2014（10）：1736-1737.

39. **李立明**，王波. 以分级诊疗解决"看病难"[N]. 人民日报，（2）.

40. **李立明**. 社区医生督导下的流动儿童免疫规划效果评价 [J]. 中医药管理杂志，2015（13）：138-140.

41. **李立明**. 基层医院门急诊处方点评分析 [J]. 中国农村卫生事业管理，2015（08）：983-984.

42. 王波，**李立明**. 国际公共卫生新进展 [J]. 中华流行病学杂志，2016，37（1）：1-4.

出版著作

1. 化学与生物的恐怖事件. 北京：北京医科大学出版社. 2002.

2. 生物恐怖手册. 北京：北京大学医学出版社. 2002.

3. 灾害事故医疗卫生救援指南. 北京：华夏出版社. 2003.

4. 危险化学品应急救援指南. 北京：中国协和医科大学出版社. 2003.

5. 中国公共卫生的改革与思考. 北京：中国协和医科大学出版社. 2004.

6. 传染性非典型肺炎预防控制培训教材. 北京：中国协和医科大学出版社. 2004.

7. 健康的哨兵. ——美国疾病预防控制中心的历史. 北京：中国协和医科大学出版社. 2004.